U0268859

组织学与胚胎学实验教程

主 编 陆 祥

副 主 编 任艳萍 檀 军 何志全 柳琼友

编 委 （按姓名汉语拼音排序）

陈 伟 何志全 刘 连 柳琼友

陆 祥 任艳萍 檀 军 易晓东

北京大学医学出版社

ZUZHIXUE YU PEITAIXUE SHIYAN JIAOCHENG

图书在版编目（CIP）数据

组织学与胚胎学实验教程 / 陆祥主编．—北京：
北京大学医学出版社，2024.1
ISBN 978-7-5659-2636-5

Ⅰ．①组…　Ⅱ．①陆…　Ⅲ．①人体组织学 - 实验 - 教
材②人体胚胎学 - 实验 - 教材　Ⅳ．① R32-33

中国版本图书馆 CIP 数据核字（2022）第 067755 号

组织学与胚胎学实验教程

主　　编：陆　祥
出版发行：北京大学医学出版社
地　　址：(100191) 北京市海淀区学院路 38 号　北京大学医学部院内
电　　话：发行部 010-82802230；图书邮购 010-82802495
网　　址：http://www.pumpress.com.cn
E - m a i l：booksale@bjmu.edu.cn
印　　刷：北京金康利印刷有限公司
经　　销：新华书店
责任编辑：刘陶陶　慈光辉　　责任校对：靳新强　　责任印制：李　啸
开　　本：787 mm×1092 mm　1/16　　印张：8.25　　字数：205 千字
版　　次：2024 年 1 月第 1 版　2024 年 1 月第 1 次印刷
书　　号：ISBN 978-7-5659-2636-5
定　　价：40.00 元

前　言

组织学与胚胎学是两门形态学科，既相互联系又自成体系，是重要的医学基础课程和骨干课程，是国家卫生健康委员会规定的主要医学专业基础课程，是本科教学计划中的必修考试科目。

组织学是研究正常人体细微结构及其相关功能的科学。胚胎学是研究个体发生、发育规律及其机制的科学。该课程是临床医学、口腔医学、麻醉学等专业学生学习生理学、生物化学、医学细胞生物学、病理学、妇产科学等后续课程和临床实践所必备的基础。

本课程的教学目的是使学生获得关于人体正常组织学与胚胎学的基础理论和基本知识。通过教学，在基本理论知识方面，要求学生能够掌握或了解成人人体各种组织和器官的光镜下细微结构、主要细胞和组织的超微结构，以及这些结构与功能的关系；掌握或了解人体胚胎早期发生、胎膜胎盘、各主要器官系统的发生过程与畸形。在基本技能方面，要求学生能够熟悉光学显微镜的结构与用途，掌握光学显微镜正确和规范的使用方法并善于保护，能在光学显微镜下识别并通过绘图、填图等方式理解和掌握各种组织和器官的细微结构；能运用正确的医学术语、文字描述镜下所见；能辨认各主要细胞和组织的超微结构，适当联系功能，达到对相关理论知识的理解和运用；能根据模式图正确描述人体胚胎的早期发生、各主要器官的发生与畸形。通过对本课程的学习，为学习后续的基础医学与临床医学相关课程打下扎实的理论及实践技能基础。

本教程在编撰过程中，得到了我校形态学实验室和电镜室的大力支持，在此表示诚挚的感谢。本书全部光镜照片均由编写教师拍摄提供，全部电镜照片均为本教研室所有，且从未公开出版过。由于编者水平有限，书中难免不足及错误之处，望兄弟院校的专家和同行不吝赐教和指正，以便再版时改进，使本教程的水平更上一层楼。

遵义医科大学组织胚胎学教研室

C 目　录

※ 为护理学、助产学、临床药学、医学影像技术、医学检验技术等专业免修内容

① 实验课要求

一、学习要求

1．课前准备

（1）根据实验指导的目的要求，预习实验指导的有关内容。每次实验课时应携带教材、实验指导、实验报告纸（或 A4 纸）、绘图相关工具（红蓝铅笔、黑铅笔、橡皮擦、铅笔刀）、手机（用于登录学习软件签到、答题、测验等）。

（2）提前 10 min 到实验室，穿好实验服（系好纽扣），按指定编号就座。

（3）用手机登录学习软件，输入任课老师在黑板上写的课程邀请码加入《组织学与胚胎学》实验课课程（每学期第一次上实验课时需做以上操作）。

（4）检查自己面前的显微镜和切片是否完好无缺，若切片数量、质量没问题，请在学习软件中拍照签到（拍切片盒编号）；若切片数量或质量有问题，请举手并告知任课老师。

2．课中要求

（1）请将移动通讯工具调至振动或静音模式，请勿大声喧哗，鼓励看切片时互相讨论，但不得讨论与实验内容无关的话题。

（2）爱护显微镜及切片，如有损伤需照价赔偿。

3．课后要求

（1）实验结束后在显微镜使用登记卡上登记并清点切片。

（2）班委安排值日，值日生需做以下工作：①打扫实验室卫生；②检查每位同学显微镜标本夹中的切片是否取下，检查显微镜是否关闭电源，若发现有同学未取切片或未关电源，请取下切片、关闭电源后告知任课老师；③离开实验室时需关好水、电、窗、门。

（3）按时在学习软件中完成实验课作业（含绘图作业），若无特殊要求，实验课作业需在作业布置后的 1 周内完成，超期系统将关闭。

4．实验室规则和注意事项

（1）须熟悉实验室及周围环境，如水阀、电闸、实验楼安全门的位置，灭火器及室外水源的位置。

（2）禁止将饮料、食品带入实验室，禁止在实验室内吃零食、饮水、玩移动通讯工具，禁止在实验楼内任何位置吸烟。

（3）第一次上课未经许可不得开启显微镜、电脑。

（4）实验前须认真阅读实验指导，明确实验目的、方法、内容，同时复习教材的有关内容。

(5) 实验开始前须对显微镜、切片进行检查，如有问题应及时向任课教师汇报，实验中必须规范使用显微镜。

(6) 实验结束，须对显微镜、切片进行检查、整理、清点，归还切片，经任课教师同意后方可离开实验室。

(7) 凡损坏、丢失显微镜及切片者，一律按规定赔偿。

(8) 凡违反操作规程或课堂纪律、不听劝告者，任课教师可停止其实验，按旷课处理，情节严重者，上报教务处。

(9) 每次实验结束，须将个人物品（含废纸等）带离实验室或丢至垃圾桶，请保持实验室的环境卫生，实验结束后要仔细洗手。

二、学习方法

1. 以问题为导向

学习中应注意培养发现问题、解决问题和总结规律的能力。实验课前应复习理论知识、预习实验知识，从而发现问题；课中通过观察切片，分析问题；课后对所学知识进行梳理，总结规律。

2. 看图说话

在实验课中，通过观察切片，加深对理论知识的理解。理论与实践相结合，文字与图像相结合，在辅以录像、图谱的基础上，识别镜下结构，达到掌握及熟悉所学知识的目的。

3. 培养正确的观察习惯

观察切片须先肉眼、放大镜（10×4）观察，再使用低倍（10×10），到高倍（10×40），必要时才使用油镜（10×100）观察切片。

(1) 首先，肉眼、放大镜观察标本大致轮廓、形态和染色情况。

(2) 其次，用低倍镜观察，且应重视低倍镜下的观察，可了解组织切片的全貌、层次和位置关系。

(3) 最后，用高倍镜观察。高倍镜下的观察只是局部的放大，因此，放置切片后，切勿直接用高倍镜观察。

综上，要培养自己正确的观察习惯，即从整体到局部，从一般结构到特殊、细微的结构。要注意切面与立体的关系，相邻各部分之间的关系，并联系功能理解结构。先了解标本的一般结构共性，再抓个性特征，对类似的组织器官要相互比较区别。要求绘图或描述的内容必须在全面仔细观察标本和理解的基础上，选择标本中比较典型的部位，按照实物的形态结构和染色情况进行绘图和描述。实验报告必须真实、准确，格式规范并注意整洁。

三、作业

课堂小测验及绘图：绘图是组织学实验的重要环节，认真观察组织切片后，应准确绘出简图，加深对组织结构的理解，便于复习记忆，绘图时要注意各部结构之间的大小、比例关系，一般用红蓝铅笔描绘常规 HE 染色的切片，用红色表示结构呈嗜酸性，用蓝色表示结构呈嗜碱性，注意色调的深浅，笔道均匀，正确反映镜下的结构特点，图中注字要规整，引线要水平平行（用直尺画线，右侧末端对齐标识），最后在图正下方用 HB 或 2B 铅笔注明标本来源、图示名称、放大倍数和染色方法等内容（图 1-1）。

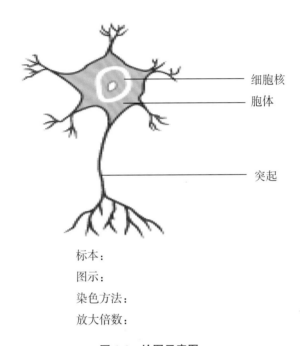

细胞核

胞体

突起

标本：

图示：

染色方法：

放大倍数：

图 1-1 绘图示意图

（檀 军）

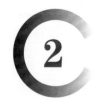

2 光学显微镜的使用和石蜡切片技术

一、目的要求

1. 了解光学显微镜的结构和制作石蜡切片常用仪器设备。
2. 掌握光学显微镜的正确使用方法和注意事项。
3. 熟悉常用组织切片制作技术。

二、实验内容

（一）光学显微镜的结构、正确使用和注意事项

显微镜是医学形态学科实验教学过程的重要学习工具，每个医学生都必须熟悉它的主要结构和功能，使用时必须爱护，按正规的操作方法熟练地正确使用显微镜，以免损坏，保证实验课的顺利进行。

1. 显微镜的基本结构

各种类型的显微镜，其基本结构大致相似，可分为机械部分和光学部分（图 2-1）。

（1）机械部分

1）镜臂、镜柱、镜座：构成显微镜的支架，所有其他零件都安装在其上。

2）目镜筒：位于镜臂上方，上端装有目镜和摄像头，下端连接物镜转换器。摄像头通过数据线连接电脑，可将显微镜下观察到的图像传输至电脑。

3）物镜转换器：装在镜臂的末端，目镜筒的下方，呈盘状，下面有 3 ~ 4 个物镜孔，可安装不同放大倍数的物镜。更换物镜时，须转动物镜转换器。

4）载物台：为位于镜柱后方、物镜转换器正下方的长方形平台，用于放置组织切片。载物台正中央有一通光孔，左侧前方安装有固定组织切片的标本夹。载物台右前下方装有标本移动器（或称切片推进器），可前后移动载物台和左右移动标本夹，从而移动组织切片位置。

5）调焦螺旋：又称调焦手轮，位于镜柱下方两侧，能调节焦距，有粗调焦螺旋（简称粗调）和细调焦螺旋（简称微调）。粗调焦螺旋可快速升降载物台，适合低倍镜调焦；细调焦螺旋可缓慢升降载物台，用于较精细的调节，适合高倍镜和油镜对焦。

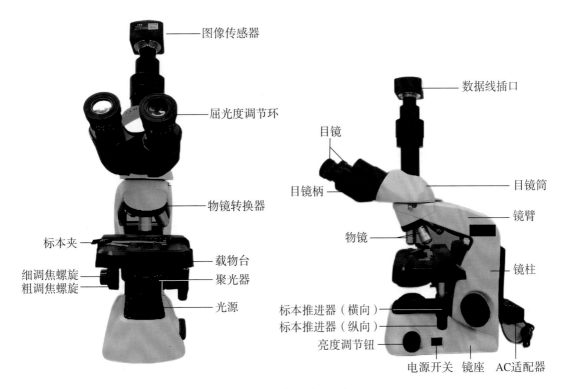

图 2-1　光学显微镜基本结构图

（2）光学部分

1）目镜：位于目镜筒上端，刻有 10× 符号，表示其放大倍数。在目镜的下方有屈光度调节环，可通过调节屈光度来补偿左右眼的视力差。

2）物镜：装在物镜转换器上，根据放大倍数不同依次分为：放大镜（刻有 4×，放大倍数为 4 倍）、低倍镜（刻有 10×，放大倍数为 10 倍）、高倍镜（刻有 40×，放大倍数为 40 倍）、油镜（刻有 100×，放大倍数为 100 倍）四个镜头。显微镜的总放大倍数等于目镜放大倍数 × 物镜放大倍数。

3）聚光器：位于载物台通光孔正下方，可将光线照射在组织切片上，在其左前方有聚光器垂直运动手柄（或称升降杆），利用手柄可调节聚光器垂直上升、下降，上升时光线增强，下降时光线减弱。

4）光阑：位于聚光器下方，拨动其上的聚光器孔径光阑调节杆，可使光圈扩大或缩小，以调节进入聚光器的进光量。根据物镜放大倍数调节光阑调节杆，使其对准数字。

5）电源开关：位于镜柱右侧下方，当开关转向 I 时，打开开关，转向 O 时，关闭开关。在电源开关下方有亮度调节钮，顺时针旋转时，视场变亮，逆时针旋转时，视场变暗。

2．组织切片观察顺序

组织切片的观察顺序为肉眼观察——低倍镜观察——高倍镜观察——油镜（必要时）观察。

（1）肉眼观察：了解所观察标本的大小、形状、着色（染色方法）和肉眼可见的特殊标志等。

（2）低倍镜观察：是识别组织和器官的结构及其特点的重要方法，低倍视野大，移动迅速，便于了解标本全貌。

（3）高倍镜或油镜观察：主要了解细胞水平的细微结构，应先经低倍镜选好目标后再用高倍镜或油镜观察。

3．显微镜的使用方法

（1）位置摆放：使用时双手握住镜臂，轻放在自己座位左前方的实验台上，以距离实验台边缘 10 cm 左右处为宜。

（2）对光：先打开电源开关，调节亮度调节钮，调节粗调焦螺旋使载物台下降，旋转物镜转换器使低倍镜对准通光孔（可听见咔嚓声），打开光阑，调节聚光器位置至载物台稍下，双眼对准目镜观察，再旋转亮度调节钮，直到视野内光线明亮均匀为止，调节目镜间距，使左右眼视野重叠合一。

（3）放片：取出一张组织切片，将有盖玻片的一面朝上，标本夹固定，旋转标本移动器使即将观察的组织对准通光孔的中央。

（4）调焦

1）低倍镜调焦：肉眼侧视低倍镜，顺时针旋转粗调焦螺旋，将载物台提升至最高点。目镜观察，缓慢逆时针旋转粗调焦螺旋，降低载物台，当视野中出现物像时，改用细调焦螺旋调节，直到视野中物像清晰为止。

2）高倍镜调焦

A．低倍镜观察后再使用高倍镜，低倍镜下将需要放大观察的组织结构移至视野正中央，并调节清晰。

B．肉眼侧视物镜，转换物镜转换器使高倍镜正对通关孔，拨动聚光器光阑调节杆至 $40\times$。

C．目镜观察，旋转细调焦螺旋，观察的物像清晰即可。

3）油镜的使用方法：

A．高倍镜观察后再使用油镜，高倍镜下将拟用油镜观察的结构移到视野正中央，并调节清晰。

B．旋转物镜转换器使放大镜正对通关孔，此时镜头与载物台有一定距离，肉眼侧视，在通关孔位置的组织切片上滴加一滴香柏油（形成液滴），通过旋转物镜转换器慢慢地将油镜移入光路，使油镜与油滴接触。

C．目镜观察，旋转细调焦螺旋，观察的物像清晰即可。

D．油镜使用完毕后，必须用擦镜纸蘸少许二甲苯将组织切片、油镜反复擦洗。

4．显微镜使用的注意事项

（1）必须正确地移动和放置显微镜，轻拿轻放，不得随意取出目镜或拆卸零部件，以防灰尘落入或丢失、损坏等。

（2）使用前要检查，如发现缺损或使用时损坏，应立即报告指导老师。

（3）放置切片时盖玻片一面朝上，否则高倍镜或油镜下物像不清或找不到物像，同时又容易损坏标本和镜头。

（4）保持显微镜洁净。如有不洁，机械部分用软布擦拭，光学部分用擦镜纸擦拭。

（5）低倍镜使用粗调焦螺旋调焦，高倍镜或油镜使用细调焦螺旋调焦。

（6）不能在高倍镜和油镜下更换切片标本，更换物镜时通过旋转物镜转换器来实现，并注意物镜是否到位。

（7）更换物镜时注意应调整光圈大小。

（8）显微镜使用完毕后，先将亮度调节钮调到最低，然后关闭显微镜电源。待冷却后，罩好显微镜防尘罩，并做好显微镜使用记录。

（二）制作石蜡切片常用的仪器设备

1. 石蜡切片机（图 2-2）

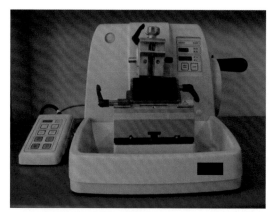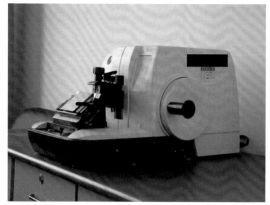

图 2-2 石蜡切片机

（1）石蜡切片机的基本结构：

1）控制面板：常放于仪器的左侧，独立于仪器，有数据线与仪器相连。三数字显示器（在仪器和控制面板上都有安装）；选择切片模式和修整模式 / 切片厚度和修整切片厚度设置 / 粗进刀功能。

2）仪器上的四数字显示器：在仪器的右上方，标本回缩 / 水平进刀的剩余距离指示 /0 点位置显示 / 标本定位。

3）刀具固定器：在仪器正前方，刀具固定器的底座 / 插入刀具固定器 / 护刀罩。

4）标本固定器：在仪器的前面，刀具固定器的正上方。

5）旋转手轮：在仪器的右侧面，旋转手轮的旋盘上有锁，可以将手轮锁定。

（2）石蜡切片方法步骤：

1）打开电源，取下防尘罩。

2）装切片刀：锁定手柄，应先夹紧标本再装切片刀！

3）装蜡：将预先修整好的石蜡块装在标本夹上。

4）修蜡：

A．转动粗转轮，将标本退到后面的极限位置。

B．将刀具固定器移到中间，将切片刀插入刀架，夹紧。

C．修蜡：调节切削角度，将基体上的刀架尽可能靠近标本，调整标本的表面位置，使之与刀刃尽可能平行，松开手轮。在修整模式下切片，匀速转动手轮！当切较硬标本时，放慢手轮转动速度！转动手轮，可以再次修片。当修片达到所希望的表面时，停止修片。

5）切片：调整切片厚度，一般厚度为 5～7 μm。转换成切片模式，顺时针匀速转动手轮，切片。

6）调换标本：锁定手柄，用刀具防护装置遮盖住刀刃。从标本夹上取下标本，换块新的。

7）切片结束，锁定手轮，以便把标本提高到上部的顶端。将切片刀从刀架上取出，把它放入刀盒中。将标本从标本夹上取下。把切片机上所有的废片清理干净，最后盖上罩子，关闭电源，填写使用记录本。

注意：仪器使用主电源开关时，当仪器关闭时，所有的设定值（切片厚度和切片数量）都将从记忆中抹去。

警示：⚠ 在每次操作切片刀和标本，更换标本前或休息时，一定要锁定手轮，并用护刀罩将刀刃遮住！

在使用切片刀和一次性切片刀时，一定要十分小心，其刀刃锋利无比，误操作后会导致严重伤害！

2. 包埋机（图 2-3）

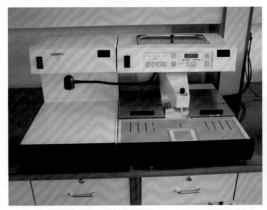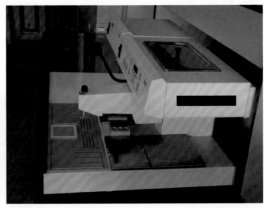

图 2-3　包埋机

（1）包埋机的基本结构：

1）控制面板：在仪器的正前方，由下列控件组成——提前定时开机 / 定时关机设置、熔蜡温度设置 / 恒温设置 / 冷台温度 / 保温锅温度设置 / 冷台温度设置。

2）电源开关：位于仪器的左上角；仪器开关位于正前方。

3）工作平台：位于正前方，面积比较宽大。

4）保温缸（分左、右缸）：在工作平台的两侧。

5）蜡管：上与储蜡缸相连，下通至蜡嘴，中间有电磁阀控制液体蜡的流动。

6）储蜡缸（蜡缸）：位于仪器的正上方，底部有加热膜，加热使石蜡熔解，中间底部与蜡管相通。蜡缸盛放着供包埋的石蜡。

7）致冷片：在工作平台的前方，可使包埋的蜡块迅速冷却（图 2-4）。

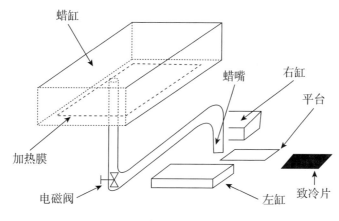

图 2-4 包埋机工作原理图

（2）操作步骤：

1）开机：从储蜡缸处添加石蜡，打开电源，设定程序提前定时开机，使包埋机内的石蜡熔解。

2）组织预处理：将透明好的组织块放入保温缸的右缸内，浸泡 1 h，再取出放入左缸中浸泡 1 h，使石蜡充分地渗透到组织内部。

3）包埋：在平台区实施组织的包埋操作，将预处理过的组织放入包埋盒内，对准蜡嘴，打开电磁阀（根据需要控制蜡的流动），熔化的石蜡经管道的蜡嘴流到包埋盒内，从而进行包埋。

4）冷却：将包埋好的蜡块移至致冷平台，加速包埋盒中石蜡的凝固，提高包埋的工作效率。

5）结束：清理平台上的残蜡，关闭电源。

（三）常用组织切片制作技术（石蜡切片术和 HE 染色）

组织切片制作的方法很多，制作过程相对复杂，最常用的组织切片制作技术为石蜡切片术和 HE 染色，现将组织切片的制作步骤和原理介绍如下：

1. 石蜡切片术

石蜡切片术的制作过程主要包括：取材——固定——脱水、透明——浸蜡、包埋——切片、烘片。

（1）取材：指从人体或实验动物体内取下所需观察的组织材料。本实验课所观察的组织切片取材多为人体正常组织，少数取材为实验动物。人体组织取材时尽可能保持新鲜，实验动物在麻醉后仍有心跳时取材，取下所需的器官或组织，用刀片切割成小块，一般所取组织块大小为 1 cm × 1 cm × 0.5 cm。

取材时注意事项：动作要轻且迅速，尽量避免挤压、拉扯所需部位的器官或组织。

（2）固定：

1）固定的目的：防止腐败或自溶，尽量保持组织、细胞的结构与活体时状态一致。固定后组织变硬，利于后续处理。

2）固定剂：常用的固定剂有甲醛溶液、多聚甲醛、Bouin、乙醇等，主要根据不同组织类型和要求选择适当的固定剂。

3）固定时间：固定剂的用量一般是组织块体积的 15 ～ 20 倍，根据不同固定剂及组织块大小决定固定时间：10% 甲醛溶液须固定 3 ～ 24 h；Bouin 须固定 6 ～ 24 h。

固定后的组织块要用自来水流水冲洗 6 ～ 12 h，除去多余的固定剂，以终止固定作用，避免固定过度，导致组织变脆。

（3）脱水、透明：由于固定的组织中含有水分，水与透明剂（二甲苯）混合溶液浑浊，无法使组织透明。因此，固定后的组织必须先用脱水剂（不同浓度的乙醇）置换组织中的水分，再进行透明。

1）脱水、脱水剂：脱水指将组织所含水分除去，常借用某种溶剂进行置换，而所选择的溶剂则称为脱水剂。作为脱水剂必须在各种浓度都与水相融，然后逐渐提高脱水剂浓度，从而达到将组织中的水分逐步置换出来的目的。常用的脱水剂是乙醇（酒精）。

一般脱水时间为（组织块大小 1.0 cm × 1.0 cm × 0.5 cm）：

70% 乙醇　　　　　　6 ～ 12 h

80% 乙醇　　　　　　6 ～ 12 h

90% 乙醇　　　　　　3 ～ 5 h

95% 乙醇　　　　　　3 ～ 5 h（中途换液一次）

100% 乙醇　　　　　3 ～ 5 h（中途换液两次）

2）透明、透明剂：透明指溶剂处理后使组织呈半透明状态。二甲苯是制作石蜡切片最普遍应用的透明剂，它能与乙醇混合，又是石蜡的溶剂，但对组织的收缩性较强，易使组织变脆。因此在这一过程的时间上应控制好。时间一般在 1 h 以内，中途换液 2 ～ 3 次。

（4）浸蜡、包埋：将透明后的组织放入溶解的石蜡中，因石蜡与二甲苯相容，石蜡逐渐将组织中的二甲苯置换出来，该过程称为浸蜡。石蜡冷却后恢复成固体，使组织有一定的硬度，利于切片。为了保证浸蜡的彻底性，应更换 2 ～ 3 次不同硬度的石蜡（溶点度数越高，石蜡越硬）。浸蜡时间根据组织块的大小和种类来定，一般为：

软蜡（45 ～ 50 ℃）　　　　50 ～ 60 min

硬蜡 I（55 ～ 58 ℃）　　　60 min

硬蜡 II（55 ～ 60 ℃）　　　50 min

先将溶解的石蜡（55 ～ 60 ℃）倒入包埋盒内，再将浸蜡结束后的组织块放入，在冷却台上冷却，变成坚硬的蜡块，该过程称为包埋。蜡块可长期保存。

（5）切片、烤片：

1）修片及切片：将蜡块固定在切片机上，调整蜡块、刀片等位置，通过快速切片进行修片，待组织暴露后，设置切片厚度进行切片，一般组织切片厚度为 5 ～ 7 μm。

2）摊片及烤片：将切下的组织通过冷、热水将其摊开，然后用干净的载玻片进行捞片，置于 37 ℃烤片机上烘干待染。

2. HE 染色

（1）染色：目的是利用染料对组织成分的亲和力作用，呈现出不同颜色，从而分辨出组织内的微细结构。在 HE 染色中苏木精为碱性染料，将细胞核和胞质内核糖体等酸性蛋白染成紫蓝色，伊红为酸性染料，将细胞质和细胞外基质等碱性蛋白染成红色或粉红色。

石蜡切片须在水化状态下进行染色，即二甲苯脱蜡和梯度乙醇下行水化。染色的步骤包括二甲苯脱蜡、梯度乙醇下行水化、苏木精染色、盐酸乙醇分色、梯度乙醇上行脱水、伊红染色、梯度乙醇上行脱水、二甲苯透明、封片。

分色：在 HE 染色过程中，苏木素染液染色后细胞核、细胞质均被染成紫蓝色，须将其过染部分（细胞质）的染料除去，这一过程称为分色。所用的分色液为 1% 酸乙醇（70% 乙醇 99 ml + 盐酸 1 ml）。分色速度应快，避免过度分色，使组织褪色。分色后应立即用 70% 乙醇充分洗涤，并快速进入 1% 碱乙醇（70% 乙醇 99ml + 氨水 1ml）中，中和多余的酸乙醇，从而终止分色，细胞核再次变成紫蓝色，也称为返蓝。

（2）封片：一方面能使组织切片在封固剂的封存下，其折光率与玻片的折光率相似，使组织获得清晰的镜检效果。另一方面，染色后的组织切片封藏于载玻片与盖玻片之间，不直接与空气接触，避免氧化褪色，利用切片长期保存。常用的封固剂是中性二甲苯树胶液，简称中性树胶。由于水与二甲苯不相溶，因此组织切片封固前，必须预先进行彻底的脱水和透明，如脱水不佳，切片会出现云雾状混浊，而影响观察。

封片过程：从透明液中取出玻片，用滤纸擦去组织周围多余的透明剂，快速加少许（一滴左右）中性树胶于组织一侧，取清洁并大于组织的盖玻片，沿中性树胶侧慢慢放下，覆盖整个组织，轻轻挤压，排出气泡，封片结束。封片后置于 37 ℃ 烤箱中烤干，便可观察（图 2-5）。

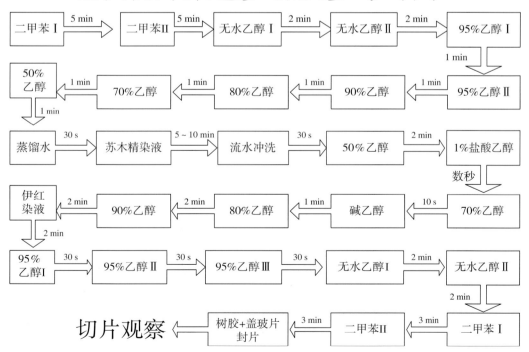

图 2-5　HE 染色主要步骤及时间参考图

HE 染色在室温 25 ℃ 下进行，如室温较低，需适当延长时间

思考题

1．制作一张 HE 染色的组织切片需要经过哪些基本步骤？

2．在制作组织切片标本中固定有什么意义？

3．分色时应该注意什么？

（何志全）

③ 上皮组织

上皮组织（epithelial tissue）简称上皮（epithelium），主要由大量形态规则、排列紧密的细胞组成。上皮细胞具有明显的极性，即细胞的不同表面在结构和功能上具有明显的差别，可分为游离面、基底面和侧面。上皮内一般无血管，但有丰富的神经末梢分布。上皮组织可分为被覆上皮、腺上皮两大类，具有保护、吸收、分泌和排泄等功能。被覆上皮呈膜状，衬覆于体表和体内有腔器官的内表面。腺上皮是由以分泌功能为主的上皮细胞组成。

一、目的要求

1. 掌握各种被覆上皮光镜结构的特点、其分布上的意义。
2. 掌握上皮细胞游离面、基底面的特殊结构。
3. 熟悉上皮细胞侧面的特殊结构及连接复合体。
4. 熟悉三种腺泡的形态结构。

二、实验内容

（一）光镜观察切片

在观察切片时，根据上皮的分布与结构特点判断在内、外表面的组织是否为上皮，然后根据命名原则确定为何种上皮。

1. 单层立方上皮（切片号 2　肾　HE 染色）

肉眼及放大镜观察：标本呈扁型，找到标本较圆突的一侧为肾的表浅部分（图 3-1，图 3-2）。

低倍镜观察：在肾的表浅部分可见许多管道切面，选择一个细胞界限较清晰的管道，在高倍镜下观察单层立方上皮的形态（图 3-3）。

高倍镜观察：上皮细胞垂直切面为正方形，细胞核圆形，位于细胞中央（图 3-4）。

2. 单层柱状上皮（切片号 3　胆囊　HE 染色）

肉眼及放大镜观察：标本中紫红色凹凸不平的一面为胆囊的腔面（图 3-5，图 3-6）。

低倍镜观察：腔面有许多高而分支的皱襞，皱襞之间的上皮向深部凹陷形成隐窝。在皱襞和隐窝的表面都覆盖有单层柱状上皮（图 3-7）。

高倍镜观察：上皮细胞垂直切面为长方形，核椭圆形，位于细胞近基底部（图 3-8）。

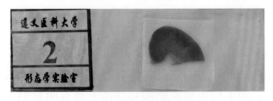

图 3-1　肾肉眼观

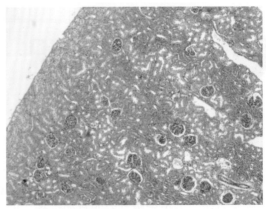

图 3-2　肾（10×4）

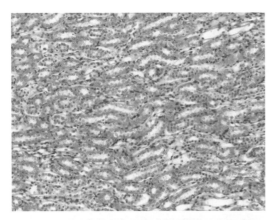

图 3-3　肾小管（10×10）

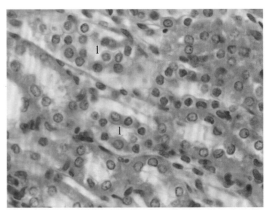

图 3-4　单层立方上皮（10×40）

1. 单层立方上皮

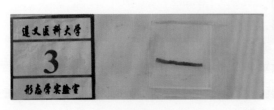

图 3-5　胆囊肉眼观

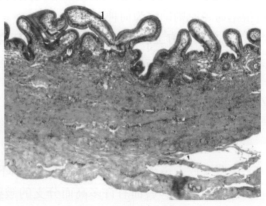

图 3-6　胆囊（10×4）

1. 胆囊腔面

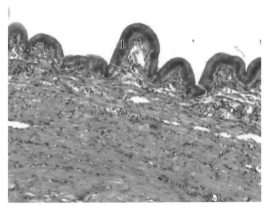

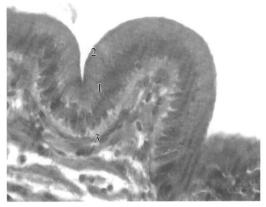

图 3-7 胆囊（10×10）
1. 单层柱状上皮

图 3-8 单层柱状上皮（10×40）
1. 单层柱状上皮；2. 游离面；3. 基底面

3. 假复层纤毛柱状上皮（切片号 28 气管 H.E 染色）

肉眼及放大镜观察（图 3-9，图 3-10）：气管腔面有一圈粉红色结构，即上皮组织所在处。

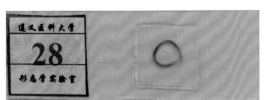

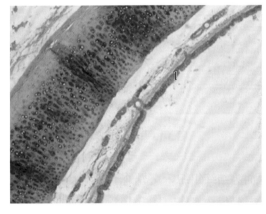

图 3-9 气管肉眼观

图 3-10 气管（10×4）
1. 假复层纤毛柱状上皮

低倍镜观察（图 3-11）：管腔表面可见假复层纤毛柱状上皮。

高倍镜观察（图 3-12）：组成上皮的细胞高矮和形态不一，但它们的基部均附着于基膜上，而只有柱状细胞和杯状细胞顶部可达到上皮的游离面。柱状细胞游离面有纤毛。由于细胞核的位置参差不齐，在垂直切面上形似复层，但实为单层，故称假复层纤毛柱状上皮。杯状细胞形似高脚杯，底部狭窄，含三角形或扁圆形并深染的细胞核，细胞顶部膨大，其内充满被染成蓝色的黏原颗粒（切片上有的杯状细胞染色很浅，呈空泡状，为什么？）。

4. 复层扁平上皮（切片号 4 食管 HE 染色）

肉眼及放大镜观察（图 3-13，图 3-14）：食管腔面凹凸不平、呈紫蓝色的结构为上皮。

低倍镜观察（图 3-15）：找到腔面呈紫蓝色的区域，即复层扁平上皮，由多层细胞组成。

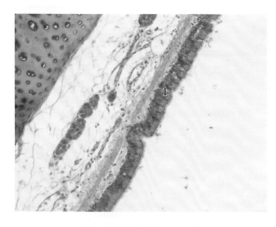

图 3-11 气管（10×10）

1. 假复层纤毛柱状上皮

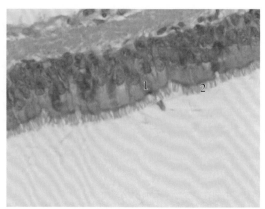

图 3-12 假复层纤毛柱状上皮（10×40）

1. 杯状细胞；2. 纤毛

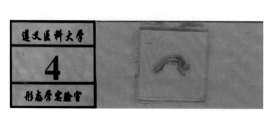

图 3-13 食管肉眼观

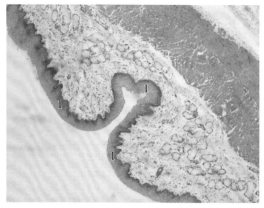

图 3-14 食管（10×4）

1. 复层扁平上皮

深面为结缔组织，交界处不平整，呈互相交错状。

高倍镜观察（图 3-16）：可见上皮细胞紧密排列成多层，细胞界限清楚，深面紧靠基膜的是一层矮柱状细胞，中间为数层多边形细胞，浅层为几层扁平形细胞。

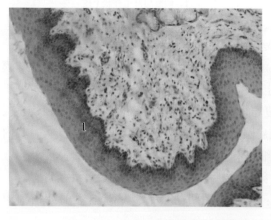

图 3-15 食管（10×10）

1. 复层扁平上皮

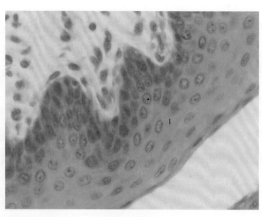

图 3-16 复层扁平上皮（10×40）

5.变移上皮（切片号 **39**　膀胱　**HE** 染色）

肉眼及放大镜观察（图 3-17，图 3-18）：该切片上有一块状标本，为膀胱收缩状态的切片，一侧凹凸不平被染成紫蓝色的结构为膀胱黏膜。另有一线状标本，为充盈状态的膀胱切片。

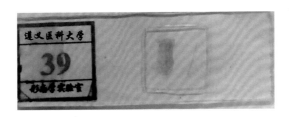

图 3-17　膀胱肉眼观

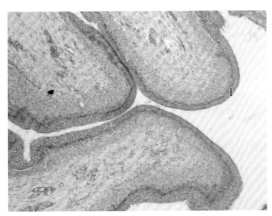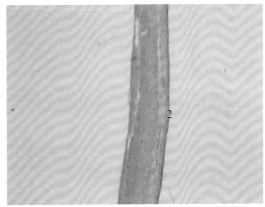

图 3-18　膀胱（10×4）

1.膀胱空虚状态下变移上皮；2.膀胱充盈状态下变移上皮

低倍镜观察（图 3-19）：见黏膜表面的上皮有多层细胞。

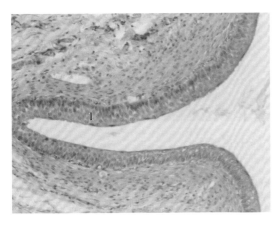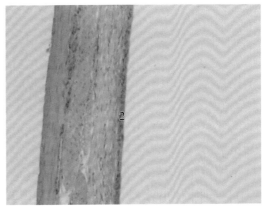

图 3-19　膀胱（10×10）

1.膀胱空虚状态下变移上皮；2.膀胱充盈状态下变移上皮

　　高倍镜观察（图 3-20）：在收缩状态的膀胱腔面，可见变移上皮较厚，细胞排列为 5 ～ 8 层，上皮表层为一层细胞，体积较大，呈立方形，1 个细胞可覆盖几个中间层细胞，故称为盖细胞；中间层细胞为多边形；基底层细胞较小，呈立方形或低柱状。在充盈状态的膀胱腔面，可见变移上皮变薄，仅有 2 ～ 3 层细胞。

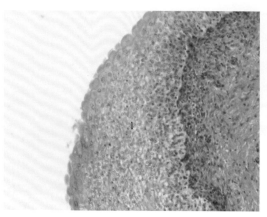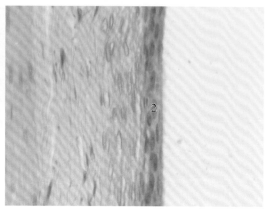

图 3-20　膀胱（10×40）

1. 膀胱空虚状态下变移上皮；2. 膀胱充盈状态下变移上皮

※（二）观察电镜照片

1. 细胞游离面的特殊结构

（1）微绒毛（图 3-21）：小肠上皮细胞的游离面，可见大量密集的指状突起为微绒毛。它可使细胞表面积显著增大，有利于细胞的吸收功能。

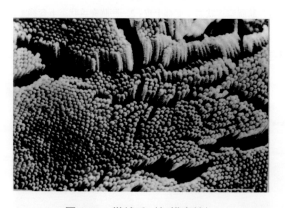

图 3-21　微绒毛（扫描电镜）

（2）纤毛和微绒毛（图 3-22）：呼吸道上皮的表面观。上半部是几个杯状细胞的表面观，可见细胞伸出许多粗而短的微绒毛；下半部是纤毛细胞的表面观，它伸出许多长的突起，称纤毛。从表面看，纤毛较微绒毛粗而长。由于是扫描电镜观察，只能观察到结构的表面，因此无法区别两种结构的内部构造。

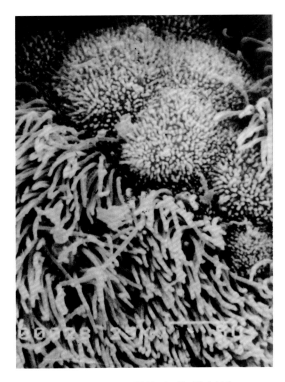

图 3-22　纤毛和微绒毛（扫描电镜）

2．细胞侧面的特殊结构——细胞连接

示教照片（图 3-23）上可见两个小肠上皮细胞间的细胞连接。在细胞的突出许多微绒毛，表示该处是细胞的游离面。

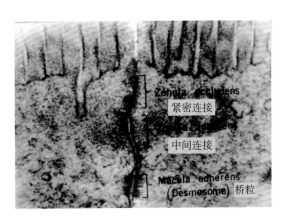

图 3-23　细胞连接（透射电镜）

（1）紧密连接：位于细胞侧面的顶部靠近腔面处，该处细胞膜形成网格。相对应的网格互相融合，封闭了细胞间隙，可防止大分子物质从细胞间隙通过。

（2）黏着小带：又称中间连接，位于紧密连接的下方，相邻细胞间有间隙，内有由钙黏蛋白的胞外部分构成的低电子密度丝状物，连接相邻细胞的膜。

（3）桥粒：位于黏着小带深部，该处相邻细胞膜有间隙，在间隙中央有一条与细胞膜平行的致密中间线，由丝状物交织而成。两侧细胞膜内面附有致密物质组成的桥粒斑。细胞质中的细丝附着在桥粒斑上。相距很近的两个或两个以上的连接，称连接复合体。在胃、肠上皮细胞侧面，紧密连接、黏着小带和桥粒形成连接复合体，但在其他部位，这些连接往往是单独存在的。

思考题

1. 杯状细胞常见于哪两种上皮？
2. 上皮组织有哪些结构特点？

（檀　军）

4 疏松结缔组织

结缔组织（connective tissue）由细胞和细胞外基质构成。结缔组织的特点是细胞种类多，无极性，散在分布于细胞外基质中。细胞外基质包括结缔组织细胞分泌产生的呈丝状的纤维和无定形基质，以及不断循环更新的组织液。结缔组织具有支持、连接、保护、储存营养、物质运输等功能。

一、目的要求

1. 掌握疏松结缔组织主要细胞成分的形态结构。
2. 了解疏松结缔组织纤维成分的形态结构。

二、实验内容

光镜观察切片

1. 巨噬细胞（切片号 5 肠系膜 特殊染色）

肉眼观察（图 4-1）：组织呈深浅不一的蓝色，该铺片的制作方法如下：

先用无毒的台盼蓝染料活体注射到兔的腹腔内，然后将其麻醉后处死，取肠系膜经过特殊染色后，使巨噬细胞核呈紫红色。最后制成铺片，厚薄不均。

低倍镜观察（图 4-2）：可见组织内有大量的胞质含蓝色颗粒的细胞，有些集聚成群，有的散在分布，将散在分布的蓝色细胞移到低倍镜视野中央，再换高倍镜观察。

高倍镜观察（图 4-3）：可见巨噬细胞形态多样，随功能状态而改变。功能活跃者，常因伸出伪足而使形态不规则。

胞质丰富，有许多被吞噬的台盼蓝颗粒，呈深蓝色、大小不等、分布不均。可借助于胞质中被吞噬的蓝色颗粒的存在范围来判断其形状和大小。细胞核小，呈圆形或肾形，着色深。

2. 肥大细胞、胶原纤维、弹性纤维（切片号 47 肠系膜铺片 特殊染色）

肉眼观察（图 4-4）：由于取肠系膜做疏松结缔组织铺片，故厚薄不均。组织经特殊染色呈紫红色。

低倍镜观察（图 4-5）：可见肥大细胞常沿小血管分布，细胞较大，圆或卵圆形，呈紫蓝色。胶原纤维较粗，呈红色，弹性纤维较细，呈紫色。

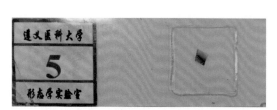

图 4-1　肠系膜铺片肉眼观

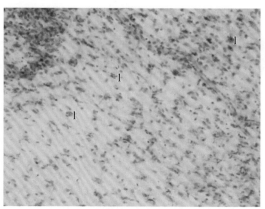

图 4-2　肠系膜铺片 (10×10)

1. 巨噬细胞

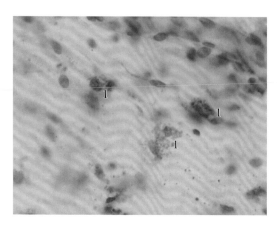

图 4-3　肠系膜铺片 (10×40)

1. 巨噬细胞

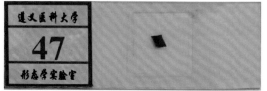

图 4-4　肠系膜铺片肉眼观

高倍镜观察：选择组织较薄、细胞和纤维较分散的部位进行观察。

（1）肥大细胞（图 4-6）：体积较大，圆或卵圆形，核小而圆，居中，染色较浅；细胞质内充满粗大的嗜碱性分泌颗粒，被染成紫色。

（2）胶原纤维（图 4-7）：粗大，嗜酸性，呈直行或波浪状的带状结构，有分支并交织成网。

（3）弹性纤维（图 4-7）：较细，呈紫色，直行、弯曲或螺旋状的细丝状结构。

3．浆细胞（切片号 22 胃　HE 染色）

肉眼观察（图 4-8）：可见标本一侧染成深紫红色、凹凸不平的结构即胃黏膜。

低倍镜观察（图 4-9）：将胃黏膜移到显微镜视野中央，可见胃黏膜是由上皮、固有层、黏膜肌层构成。固有层里有许多蓝紫色的胃底腺，在靠近黏膜上皮的胃底腺之间的结缔组织内，可见散在或成群的浆细胞。将浆细胞移到低倍镜视野中央，再换高倍镜观察。

高倍镜观察（图 4-10）：浆细胞呈圆形或卵圆形，核为圆或卵圆形，多偏于细胞一侧，核内异染色质呈粗条块状，从核中心向核膜呈辐射状分布，细胞质丰富，嗜碱性，染成蓝

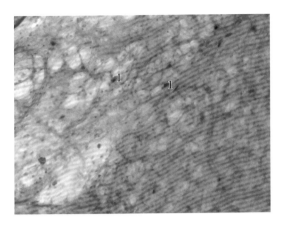

图 4-5　肠系膜铺片（10×10）特殊染色
1. 肥大细胞

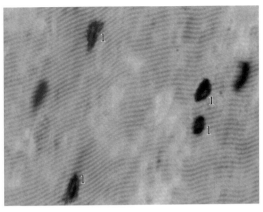

图 4-6　肠系膜铺片（10×40）特殊染色
1. 肥大细胞

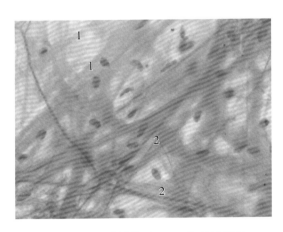

图 4-7　肠系膜铺片（10×40）特殊染色
1. 胶原纤维；2. 弹性纤维

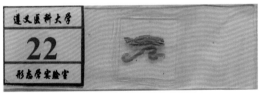

图 4-8　胃肉眼观

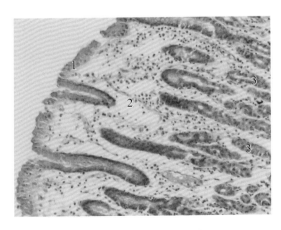

图 4-9　胃黏膜（10×10）
1. 上皮；2. 结缔组织；3. 胃底腺

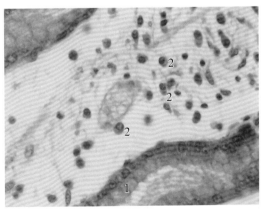

图 4-10　胃黏膜（10×40）
1. 上皮；2. 浆细胞

紫色，核旁有一浅染区。

4. 脂肪细胞（切片号 7　舌　HE 染色）

肉眼观察（图 4-11）：舌为肌性器官，表面有黏膜覆盖，内部由大量的骨骼肌纤维构成。

低倍镜观察（图 4-12）：骨骼肌纤维纵横交错排列，在纵切的骨骼肌纤维之间可见脂肪细胞成群分布，呈球形或多边形，胞质内含一个大脂滴，在制片过程中被二甲苯溶解，故呈空泡状，细胞核被脂滴挤偏于细胞一侧，呈弯月形，核附近可见被染成粉红色的少量细胞质。

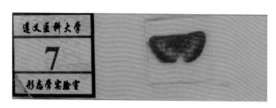

图 4-11　舌肉眼观

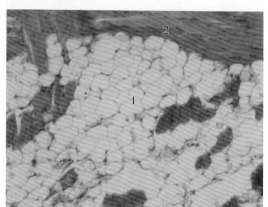

图 4-12　舌（10×10）

1. 脂肪细胞；2. 骨骼肌

思考题

1. 疏松结缔组织由哪几种细胞构成？并描述其光镜结构和功能？
2. 在光镜下，如何区别巨噬细胞和肥大细胞？

（刘　连）

5 软骨和骨

软骨组织由软骨细胞和软骨基质组成。软骨的类型有透明软骨、弹性软骨和纤维软骨。骨组织主要由细胞和骨基质构成。骨组织的细胞包括骨祖细胞、成骨细胞、骨细胞、破骨细胞。骨基质简称骨质，由胶原纤维、无定形基质和骨盐组成。骨基质结构呈板层状，称为骨板。骨细胞位于骨板内或骨板之间。

一、目的要求

1. 了解透明软骨的组织结构（自学）。
2. 掌握长骨骨干密质骨的组织结构。

二、实验内容

1. 透明软骨（切片号 28　气管　HE 染色）

肉眼观察（图 5-1）：气管壁的外层有一染成蓝色的"C"字形结构即为透明软骨环。

低倍镜观察（图 5-2）：可见透明软骨基质嗜碱性，染成蓝紫色。软骨细胞位于基质内的腔隙——软骨陷窝中。软骨细胞为圆形或椭圆形，近软骨表面的细胞幼稚，体积较小，呈扁圆形，长轴与软骨表面平行，单个分布；越靠近软骨中部，软骨细胞越成熟，体积越大，变为圆形或椭圆形，2～8个成群分布，由同一个幼稚软骨细胞增殖形式，故称为同源细胞群。在制片过程中有些软骨细胞收缩，故软骨陷窝出现腔隙，有些脱落，切片上出现一些小空泡。

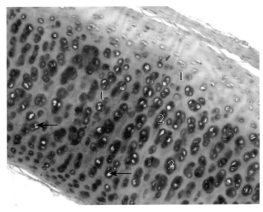

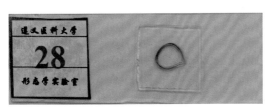

图 5-1　气管肉眼观

图 5-2　气管（10×40）
1. 软骨基质；2. 软骨细胞；← 软骨陷窝

2. 骨（切片号 6　股骨　HE 染色）

肉眼观察（图 5-3）：该标本是股骨横切面，中央的腔是骨髓腔，周围被染成粉红色处即为密质骨。

低倍镜观察（图 5-4）：从骨髓腔内向外观察长骨骨干密质骨，骨板排列方式有四种：

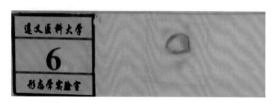

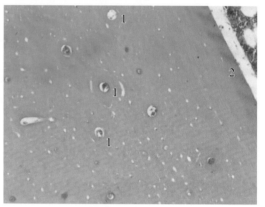

图 5-3　股骨肉眼观

图 5-4　股骨（10×10）
1. 骨单位；2. 内环骨板

（1）内环骨板：位于骨髓腔面，由数层骨板围绕骨髓腔排列，内环骨板较薄，排列不规则。

（2）外环骨板：位于骨干的外周部，较厚，环绕骨干排列。

（3）骨单位：又称哈弗斯系统，位于内、外环骨板之间。数量多，长筒状，排列方向与骨干长轴基本一致。

（4）间骨板：位于骨单位之间或骨单位与环骨板之间，为大小和形状皆不规则的骨板聚集体，是骨生长和改建过程中较早期的骨单位和环骨板的残留部分。

高倍镜观察（图 5-5）：

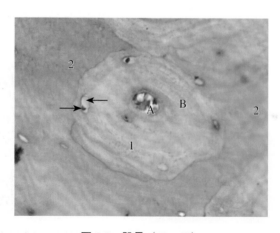

图 5-5　股骨（10×40）
1. 骨单位：A 中央管，B 哈弗斯骨板；2. 间骨板；→示骨细胞核，←示骨陷窝

将低倍镜下观察到的骨单位移到视野中央，换高倍镜观察。骨单位的中轴有一管道称中央管，中央管周围有 4 ~ 20 层同心圆排列的骨板即哈弗斯骨板，二者共同构成骨单位。中央管内有少量疏松结缔组织、小血管、神经纤维。在骨板内和骨板间可见到呈点状的骨细胞的胞体，突起在这种脱灰骨的标本中看不到。

思考题

1. 软骨的分类及分类依据是什么？
2. 骨组织中含有哪些细胞？
3. 密质骨中的结构和功能的基本单位是什么？它有哪些特点和功能？

（刘　连）

6 血 液

血液由红细胞、白细胞、血小板和血浆组成，其中前三者为有形成分，是血液中执行功能最重要的部分。红细胞具有携带氧和二氧化碳的功能，细胞膜上有血型抗原，是血型鉴定的基础。白细胞分为有粒白细胞（包括中性粒细胞、嗜酸性粒细胞、嗜碱性粒细胞）和无粒白细胞（包括单核细胞和淋巴细胞），执行防御功能。血小板具有止血和凝血的功能。血细胞形态、数量、百分比和血红蛋白含量的测定称为血象，在病理条件下，血象常有显著变化，故检查血象对初步诊断疾病十分重要。

一、目的要求

1．掌握油镜的使用方法。
2．掌握血细胞的结构和正常值。
3．熟悉血小板的结构和正常值。

二、实验内容

（一）油镜的使用方法

1．低倍镜观察血涂片的体、尾部。

2．换高倍镜观察，微调细准焦螺旋至物像清晰，将目标细胞移至视野中央。

3．移开高倍镜转至放大镜下，将1滴香柏油滴于标本上。

4．由放大镜直接转换至油镜观察，待油镜与油珠充分接触后慢慢转动细准焦螺旋，直至物像清晰（注：不可以经低倍镜、高倍镜转至油镜观察）。

5．观察完毕，用蘸有少许二甲苯的拭镜纸擦拭油镜镜头，并用干净的拭镜纸擦净残留的香柏油。

6．在标本上滴1滴二甲苯，并用拭镜纸擦拭干净。

（二）外周血涂片观察（16号 瑞士染色）

肉眼观察（图6-1）：血涂片呈红色均匀的薄膜状。注意区分标本的正反面，有血膜面反光较差，观察时一定要观察正面。

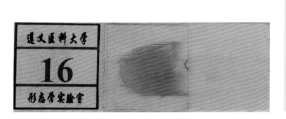

图 6-1 血涂片肉眼观

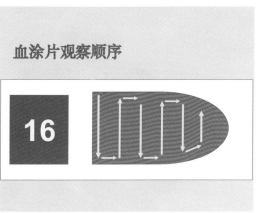

图 6-2 血涂片的观察顺序

血涂片的观察顺序（图 6-2）：照油镜使用方法操作，直至油镜下物像清晰。从血涂片头部向尾部按照"几"字形顺序观察。

低倍镜观察：大量无核的红色小球为红细胞。白细胞很少，稀疏地散布于红细胞之间，具有蓝紫色的细胞核。故低倍镜下根据细胞有无胞核可区分出红细胞和白细胞。

高倍镜观察：红细胞呈橘红色、无胞核。白细胞有胞核，凡胞核呈圆形、卵圆形或马蹄形而胞质中无特殊颗粒者，为无粒白细胞；凡胞核呈分叶或腊肠状而胞质中有特殊颗粒者为有粒白细胞。故高倍镜下根据胞质中有无特殊颗粒及胞核的形态可区分出有粒白细胞和无粒白细胞。

油镜观察：

（1）红细胞：红细胞的立体结构为双凹圆盘状，无细胞核，无细胞器；在血涂片上呈红色，周边色深、中央色浅，胞质内充满血红蛋白，具有形态的可变性。

（2）白细胞：根据白细胞的胞质中有无特殊颗粒，将白细胞分为有粒白细胞和无粒白细胞两类。

1）有粒白细胞：

A．中性粒细胞（图 6-3）：呈球形；细胞核呈杆或分叶状（2～5 叶），叶间有细丝相连，色深；胞质呈粉红色，含细小的浅紫色的嗜天青颗粒和浅红色的特殊颗粒。

B．嗜酸性粒细胞（图 6-4）：呈球形；细胞核呈分叶状（2～3 叶，2 叶居多），叶间有细丝相连，色深；胞质内充满均匀、粗大、橘红色的嗜酸性颗粒。

C．嗜碱性粒细胞（图 6-5）：呈球形；细胞核呈分叶状、S 形或不规则形，色浅，轮廓不清；胞质内充满大小不等、分布不均、可掩盖核的紫蓝色嗜碱性颗粒。该细胞比例最少，在血涂片中不易观察到。

2）无粒白细胞：

D．单核细胞（图 6-6）：为白细胞中体积最大的细胞，呈球形；细胞核呈肾形、马蹄铁形或不规则形，核染色质疏松，着色浅；胞质丰富，弱嗜碱性呈灰蓝色，含紫色细小的嗜天青颗粒。

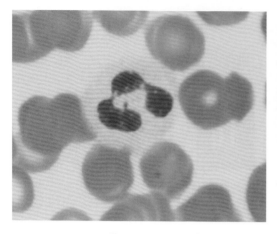

图 6-3　中性粒细胞（10×100）瑞士染色

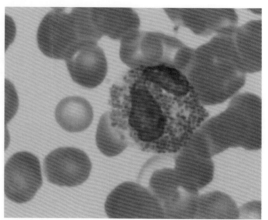

图 6-4　嗜酸性粒细胞（10×100）瑞士染色

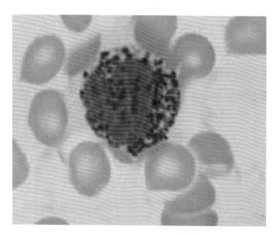

图 6-5　嗜碱性粒细胞（10×100）瑞士染色

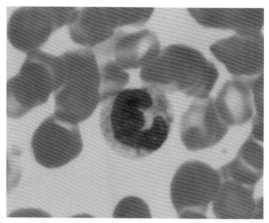

图 6-6　单核细胞（10×100）瑞士染色

注：高倍镜下，中性粒细胞与单核细胞不易通过胞质中有无颗粒区分，但可通过二者体积大小、细胞核的形态差别，以及胞质染色情况进行区分。

E. 淋巴细胞（图 6-7）：呈球形，从体积上分为大、中、小淋巴细胞。

小淋巴细胞：细胞数量多，大小与红细胞相当；核圆，一侧有侧凹，染色质块状着色深；胞质少，强嗜碱性，呈蔚蓝色窄带环绕胞核。

大、中淋巴细胞：细胞核中染色质疏松，着色略浅；胞质较多，含少量嗜天青颗粒。

（3）血小板（图 6-8）：不是细胞，是从骨髓巨核细胞脱落的胞质小块，其立体结构近似双凸圆盘状。血涂片中呈中央色深、周围色浅的不规则块状，无细胞核，胞质中的蓝紫色颗粒为血小板颗粒。

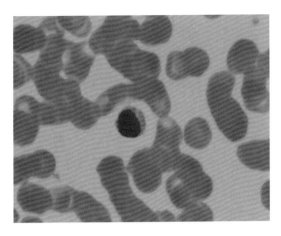

图 6-7 淋巴细胞（10×100）瑞士染色

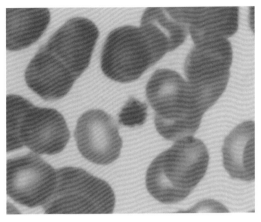

图 6-8 血小板（10×100）瑞士染色

思考题

1. 白细胞是如何分类的？正常比例是多少？

2. 光镜下如何区分中性粒细胞、嗜酸性粒细胞、单核细胞，以及淋巴细胞？

（任艳萍）

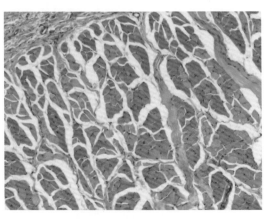

7 肌组织

肌组织（muscle tissue）主要由具有收缩功能的肌细胞组成。肌细胞间有少量的结缔组织、血管、淋巴管和神经。肌细胞因呈细长纤维形，故又称肌纤维（muscle fiber），其细胞膜称肌膜，细胞质称肌质。根据结构和功能特点，肌组织分为骨骼肌、心肌和平滑肌三种。前两种因有横纹，属横纹肌。

一、目的要求

1. 掌握平滑肌、骨骼肌、心肌纤维的光镜结构及区别。
2. 掌握骨骼肌、心肌纤维的超微结构及异同点。

二、实验内容

（一）光镜观察切片

1. 骨骼肌（切片号 7　舌　HE 染色）

肉眼观察（图 7-1）：舌为肌性器官，由表面的黏膜和深部的肌层构成。切片中表面覆盖染成蓝紫色的部分，即复层扁平上皮，内部是由大量不同方向走行、被染成粉红色的骨骼肌纤维构成。

低倍镜观察（图 7-2）：可见骨骼肌纤维纵横交错排列，有的被纵切，有的被斜切，有的被横切。骨骼肌纤维之间有结缔组织。

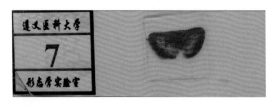

图 7-1　舌肉眼观

图 7-2　舌（10×10）

高倍镜观察：

（1）纵切面（图 7-3）：骨骼肌纤维呈长带状，肌纤维互相平行排列，其上有明暗相间的周期性横纹。每条肌纤维内有几十个甚至几百个细胞核，位于肌膜下方，核呈扁椭圆形，胞质嗜酸性。

（2）横切面（图 7-4）：骨骼肌纤维呈圆形或块状，可见呈红色点状的肌原纤维。细胞核为扁圆形，位于肌膜下方，在部分切面观察到多个细胞核。

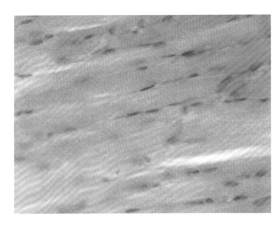

图 7-3 骨骼肌纵切面（10×40）

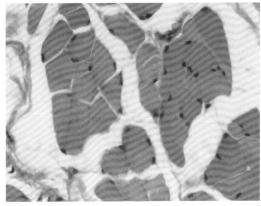

图 7-4 骨骼肌横切面（10×40）

2．心肌（切片号 9 心脏 HE 染色）

肉眼观察（图 7-5）：切片上观察到的是心脏心肌膜部分，可见到心肌纤维呈不同方向走行，被染成粉红色。

低倍镜观察（图 7-6）：可观察到心肌纤维呈纵切、横切和斜切，先分辨出心肌纤维的三种切面。

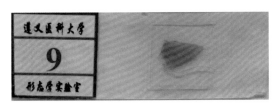

图 7-5 心肌肉眼观

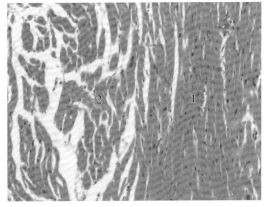

图 7-6 心肌（10×10）

1. 心肌纵切面；2. 心肌横切面

高倍镜观察：

（1）纵切面（图 7-7）：心肌纤维呈不规则的短带状且有分支，互连成网。心肌纤维上也有周期性横纹，但不如骨骼肌纤维的明显。细胞核呈卵圆形，1个或2个，位于心肌纤维的中央，胞质嗜酸性。在相邻心肌纤维连接处染色较深，呈深红色的一条粗线结构，即闰盘，是心肌特征性结构。

（2）横切面（图7-8）：心肌纤维为圆形或不规则形，未切经核的切面较多，切经核的切面上可见1个或2个核，呈圆形，位于心肌纤维中央，胞质嗜酸性。

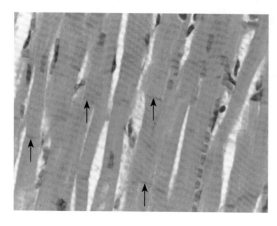 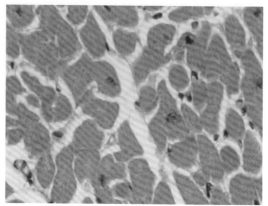

| 图7-7　心肌纵切面（10×40） | 图7-8　心肌横切面（10×40） |

↑闰盘

3．平滑肌（切片号8　回肠　HE染色）

肉眼观察（图7-9）：标本上有一环行的回肠横切面，由内向外观察，靠近腔面有一圈紫蓝色的环形条带，即黏膜，黏膜的外周染成浅红色，包括了黏膜下层、肌层和外膜，然后用低倍镜观察外周部。

低倍镜观察（图7-10）：在回肠壁的外周部可见肌层，呈浅红色。肌层由内环行和外纵行两层平滑肌组成。内环行的平滑肌被纵切，呈波浪状，外纵行的平滑肌被横切，呈点状或细块状。

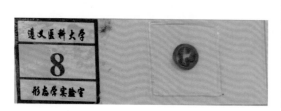 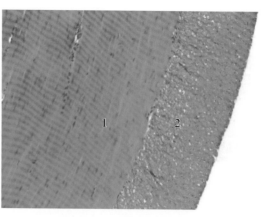

图7-9　回肠肉眼观

图7-10　平滑肌（10×10）

1．纵切面；2．横切面

高倍镜观察（图 7-11）：

（1）纵切面：平滑肌纤维呈长梭形，中部较粗，两端尖细，肌纤维之间嵌合较为紧密。细胞核为杆状或椭圆形，单核，染色较浅，位于细胞中央。胞质嗜酸性，无横纹。

（2）横切面：平滑肌纤维为块状或点状，大小不等。切经细胞中部的切面较大，可见细胞核；切经细胞两端的切面较小，不能切到细胞核，故只能观察到细胞质，而看不到细胞核。胞质嗜酸性。

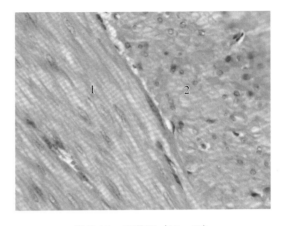

图 7-11　平滑肌（10×40）

1. 纵切面；2. 横切面

※（二）观察电镜照片

1. 骨骼肌纤维的超微结构

（1）骨骼肌纤维纵切示肌丝（图 7-12）：照片上半部电子密度高、显深色的区域为暗带（A），暗带中央有一明亮的区域为 H 带，H 带中央有一条致密线为 M 线。下半部电子密度低、显明亮的区域为明带（I），明带中央有一条深色的线为 Z 线。图中粗线为粗肌丝，细线为细肌丝。每两条粗肌丝之间夹有一根细肌丝（因为是切面，实际上每一根粗丝周围有 6 根细丝）。细肌丝一端终止于 Z 线，另一端终止于 H 带两侧。

（2）骨骼肌纤维纵切示肌质网、终池和横小管（图 7-13）：照片两侧为切经肌原纤维的部分纵切面，可区分出粗肌丝、细肌丝、A 带、I 带、H 带和 Z 线等。照片中部上、下各

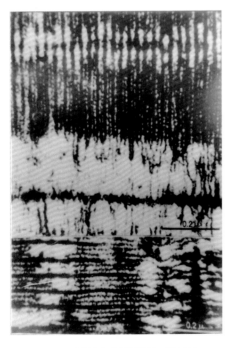

图 7-12　骨骼肌纤维纵切（肌丝）
（透射电镜）

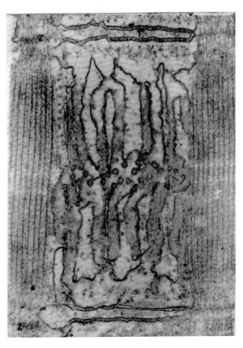

图 7-13　骨骼肌纤维纵切（肌质网、终池和横小管）（透射电镜）

有一横管，称为横小管（T）。在 A 带水平可见纵小管（L 管）即肌质网。在 Z 线水平肌质网汇合为扁囊，称为终池（这是两栖类动物）。多数哺乳类动物在 A 带与 I 带交界处形成终池。一个 T 小管与其两侧的终池构成三联体。

2．心肌纤维的超微结构

豚鼠心肌纤维纵切（图 7-14）：心肌纤维胞质中可见大量线粒体、肌丝束。图 7-14 中的左上方和右下方可见闰盘。闰盘由相邻两个心肌细胞连接处伸出许多短突相嵌形成，常呈阶梯状。

闰盘（图 7-15）处可见桥粒（D）、黏着小带（Fa，相当于中间连接）和缝隙连接（G）。桥粒处可见位于细胞膜的胞质面电子密度高的附着板和位于细胞间隙中央的中间线。黏着小带处细胞间隙为 15 ~ 20 nm。中间有细丝状物相连，两膜内侧都有电子密度高的物质，对心肌纤维起加固作用。

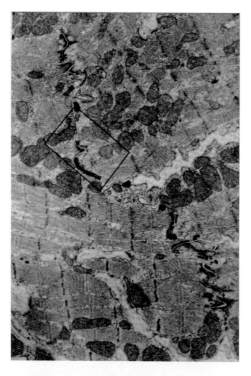

图 7-14　心肌的超微结构（透射电镜）

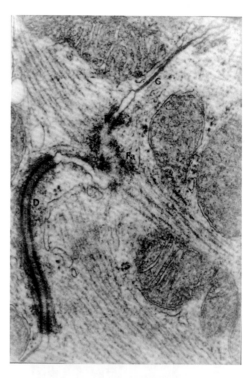

图 7-15　闰盘（透射电镜）

思考题

1．比较三种肌纤维在光镜和超微结构下的异同点。
2．请简述三联体的组成及其功能。

（刘　连）

8 神经组织

神经组织（nervous tissue）由神经细胞和神经胶质细胞组成，是神经系统中最主要的组织成分。神经细胞（nerve cell）又称神经元（neuron），是神经系统的结构和功能单位。神经元约有 10^{12} 个，具有接收刺激、整合信息和传导冲动的能力；通过神经元之间的联系，把接收的信息加以分析或贮存，并可传递给各种肌细胞、腺细胞等效应细胞，以产生效应；同时，它们也是意识、记忆、思维和行为调节的基础；此外，有些神经元还具有内分泌功能，成为神经内分泌细胞。神经胶质细胞（neuroglial cell）的数目是神经元的 10～50 倍，对神经元不仅起支持、保护、绝缘、营养等作用，也参与神经递质和活性物质的代谢，对神经组织的生理和病理等方面都有重要的影响。

一、目的要求

1. 掌握神经元的光镜、超微结构。
2. 掌握化学突触的超微结构。
3. 熟悉神经纤维的分类、光镜和超微结构。
4. 了解神经胶质细胞的分类、形态结构。
5. 了解神经末梢的分类、组织结构特点。

二、实验内容

（一）观察切片

1. 神经元（切片号 10　脊髓　HE 染色）

肉眼及放大镜观察（图 8-1，图 8-2）：在脊髓横切面，可见周围染色较浅的为白质，中央有一蝴蝶状且染色深的结构为灰质，灰质中央有一管道为中央管，灰质中有两个较大的角为脊髓前角。

低倍镜观察（图 8-3）：仔细观察脊髓前角，可见体积较大的神经元聚集，其胞体呈不规则形状，多突起，胞体边缘与周围组织有白色浅带分隔（神经元细胞膜脂类物质被二甲苯所溶解的缘故）。

高倍镜观察（图 8-4）：神经元中央有一个大而圆的细胞核，常染色质多染色浅，核仁大而圆并且明显，核膜明显。可见胞体的胞质中被染成嗜碱性的粗块状、颗粒状结构为尼

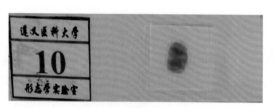

图 8-1　脊髓肉眼观

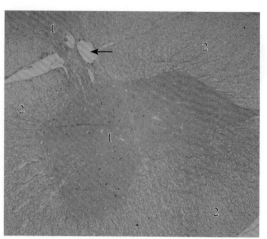

图 8-2　脊髓横切面（10×4）

1. 脊髓灰质；2. 脊髓白质；← 中央管

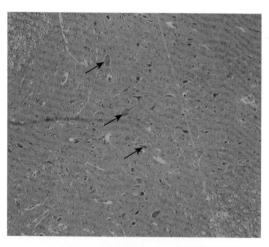

图 8-3　脊髓横切面（10×10）

→ 神经元

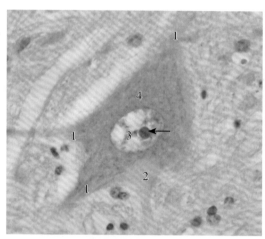

图 8-4　脊髓运动神经元（10×40）

1. 树突；2. 轴丘；3. 细胞核；4. 尼氏体；← 核仁

氏体。神经元有多个突起，其中只有一个轴突，而有多个树突，光镜中观察到的突起多为树突，轴突不易观察到，若能够找到轴突，可观察到其染色浅，而在发出轴突的胞体部分，可以观察到呈弧形、染色浅的轴丘。树突的胞质内也可见到尼氏体，轴丘和轴突的胞质内无尼氏体。

2. 星形胶质细胞、少突胶质细胞及小胶质细胞（切片号 10　脊髓　HE 染色）

用 HE 染色不能显示神经胶质细胞的全貌，只显示出细胞核，根据细胞核的特点来辨认神经胶质细胞。

低倍镜观察：在脊髓灰质中除了神经元外，可见很多神经胶质细胞核。

高倍镜观察：星形胶质细胞核最大，呈圆形或卵圆形，染色较浅；少突胶质细胞核较小，呈圆形，染色较深；小胶质细胞核最小，染色最深。

3. 神经纤维（切片号 11　坐骨神经　HE 染色）

肉眼观察（图 8-5）：标本上呈长条状的为坐骨神经纵切面，呈圆形的为横切面。

低倍镜观察：

（1）纵切面：两侧为结缔组织构成的神经外膜，中间平行排列的是大量被纵切的神经纤维。由于标本制作过程中发生皱缩，平行的神经纤维呈波浪状。

（2）横切面（图 8-6）：可见结缔组织将神经纤维分成大、小若干束，每一束称之为神经纤维束。

高倍镜观察：

（1）纵切面（图 8-7）：可见轴突位于中央，染色深，轴突外为髓鞘，因制片过程中髓鞘的脂类被二甲苯溶解而呈粉红色细网状。施万细胞呈竹节状包在轴突外周，相邻两个施万细胞连接处，神经纤维略窄，髓鞘中断，轴膜裸露，形成郎飞结。

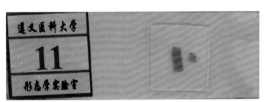

图 8-5　坐骨神经肉眼观

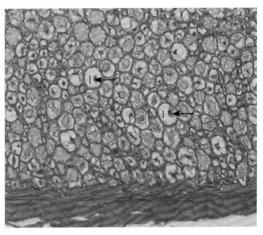

图 8-6　神经纤维横切面（10×10）
1. 髓鞘；← 轴突

（2）横切面：可见神经纤维束内的神经纤维被切成圆形，轴突位于中央，呈红色点状，周围为染成细网状的髓鞘。

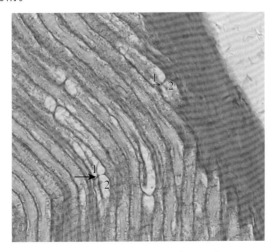

图 8-7　神经纤维纵切面（10×40）
1. 轴突；2. 髓鞘；→ 郎飞结

4．神经纤维束（切片号 **7**　舌　**HE 染色**）

低倍镜观察：在骨骼肌之间及深部的结缔组织中可见神经纤维束（小神经）。神经纤维束为圆形或椭圆形结构，外包结缔组织，其内可观察到许多神经纤维，被斜切、纵切及横切。

高倍镜观察（图 8-8）：在小神经纵切面仔细观察，可以看到轴突、郎飞结及髓鞘，横切面观察可以看到轴突和髓鞘。

5．肌梭（切片号 **55**　骨骼肌　镀银染色）

低倍镜观察（图 8-9）：骨骼肌纤维被染成棕黄色的长带状，在骨骼肌纤维间可见有结缔组织包被呈梭形或长椭圆形的结构，也被染成棕黄色，即肌梭，有的被纵切，有的被横切。

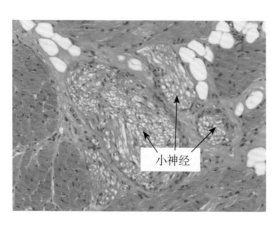

图 8-8　器官内神经纤维束（小神经）（10×40）

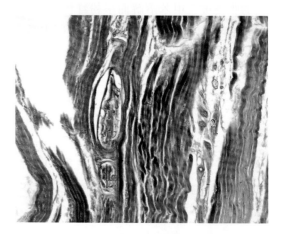

图 8-9　肌梭（10×10 镀银染色）
1．肌梭；2．神经纤维束

高倍镜观察（图 8-10）：选择一个典型的、完整的、被纵切的肌梭在高倍镜下进行观察。可见其表面有结缔组织被囊，内含几条细小的骨骼肌纤维，核成串排列，可见横纹，称为梭内肌纤维。感觉神经纤维进入肌梭前失去髓鞘，并分支呈环状包绕梭内肌纤维的中段含

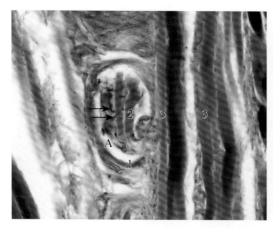

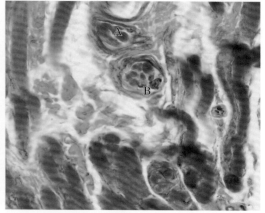

图 8-10　肌梭（10×40 镀银染色）
A．肌梭（纵切面）1．被囊；2．梭内肌纤维；→神经末梢；3．梭外肌纤维；B．肌梭（横切面）

核部分，运动神经末梢分布在肌纤维的两端。另外，该标本中常见一些被染成棕黑色的细丝结构，是神经纤维而不是肌梭。

※（二）观察电镜照片

1. 有髓神经纤维超微结构

示教照片（图 8-11）中央为轴突（axon），其表面有轴膜。轴突陷在施万细胞所组成的沟内，沟两侧的细胞膜相贴成轴突系膜（inner mesaxon）。轴突系膜伸长并围绕轴突层层包卷形成一系列的同心圆排列的板层结构即为髓鞘（myelin），施万细胞形成髓鞘后剩余的部分为神经膜（outer mesaxon）。

2. 无髓神经纤维超微结构

示教照片（图 8-12）右上方高电子密度的半圆形结构是施万细胞核的部分切面，可见核膜及核孔。环绕核周围的是施万细胞的胞质，其内可见 5 个长圆形结构为轴突（Axon），轴突表面可见轴膜。轴突陷在神经膜细胞凹陷形成的沟内，其外包有施万细胞的细胞膜，但并未把轴突完全包围，因而可见部分轴突裸露。施万细胞外有一层基膜，轴突裸露的部分与基膜相贴。

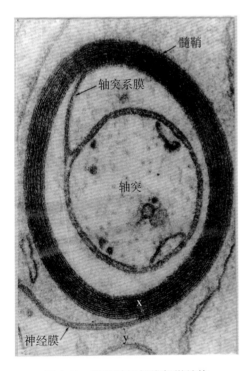

图 8-11　有髓神经纤维超微结构

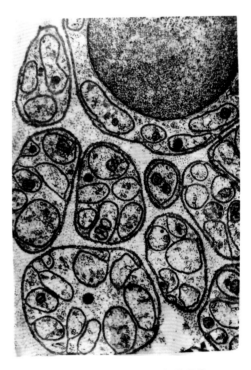

图 8-12　无髓神经纤维超微结构

3. 微管和神经丝超微结构

示教照片（图 8-13）上可见大量的神经丝和微管束。1 是微管，平均直径为 22 ～ 25 nm；2 是神经丝，平均直径约 85 nm。

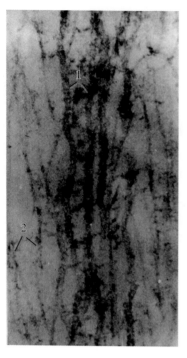

图 8-13　微管和神经丝超微结构

1. 微管；2. 神经丝

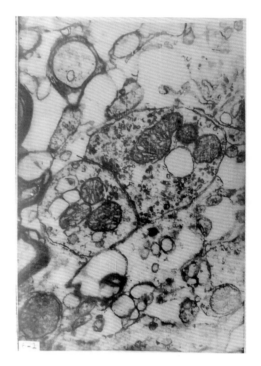

图 8-14　化学突触超微结构

4. 化学突触的超微结构

在示教照片（图 8-14）可见一个化学突触。右上方是突触前成分的部分切面，在突触前成分内有大量突触小泡、线粒体等；左下方是突触后成分。图中可见突触前、后成分彼此相对的细胞膜略微增厚，分别为突触前膜、突触后膜，突触前、后膜比神经元其他处的细胞膜略厚。突触前、后膜之间的间隙为突触间隙。由突触前、后成分和突触间隙共同构成突触。

思考题

1. 光镜下能够观察到的神经元的特征性结构有哪些？HE 染色切片中能观察到的是哪种神经元？神经元的超微结构有哪些？

2. 在光镜下如何区别轴突与树突？为何在光镜下不易观察到神经元轴突？

3. 中枢神经系统和周围神经系统有髓神经纤维的髓鞘分别由哪些神经胶质细胞构成？

（易晓东）

9 循环系统

循环系统（circulatory system）是连续而封闭的管道系统，包括心血管系统和淋巴管系统两部分。心血管系统由心脏、动脉、毛细血管和静脉组成，淋巴管系统由毛细淋巴管及大小不等的淋巴管和淋巴导管组成。循环系统各组成部分因分布和功能不同其结构特点也不同。

一、目的要求

1. 熟悉大、中、小动脉的组织结构。
2. 掌握毛细血管的光镜结构及三类毛细血管的电镜结构特点。
3. 掌握心壁的光镜结构及浦肯野纤维的位置和形态结构特点。
4. 了解静脉的结构特点。

二、实验内容

（一）光镜观察切片

1. 中动脉和中静脉（切片号 12　中动、静脉　HE 染色）

肉眼及放大镜观察：此标本为伴行的中动、静脉横切面。管壁较厚、管腔较小且规则的为中动脉；管壁较薄、管腔较大且不规则的为中静脉，两管道周围为结缔组织（图 9-1）。

低倍镜观察（图 9-2）：

（1）中动脉：自管腔向外可见管壁分三层膜。

1）内膜：位于管腔面。由内皮、内皮下层和内弹性膜组成。内皮下层较薄；在内膜与中膜交界处，可见 1 ~ 2 条波浪状走行、折光性较强的红线，为内弹性膜。

2）中膜：较厚，主要由 10 ~ 40 层环行排列的平滑肌纤维组成。

3）外膜：由疏松结缔组织构成，在中膜和外膜交界处可见多层不连续的外弹性膜，也呈折光强的红线或红点，是外膜与中膜的分界。

（2）中静脉：管腔较伴行的中动脉大，管壁较薄，三层膜的分界不清楚，管壁内弹性纤维和平滑肌纤维均较伴行的中动脉少。

高倍镜观察（图 9-3）：

（1）中动脉

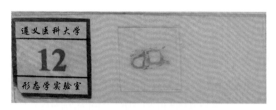

图 9-1　中动脉、中静脉肉眼观

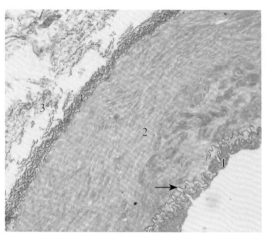

图 9-2　中动脉（10×10）

1. 内膜；2. 中膜；3. 外膜；4. 外弹性膜；→ 内弹性膜

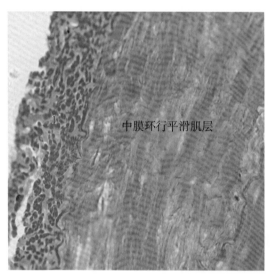

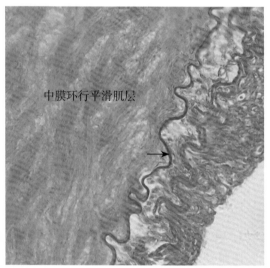

图 9-3　中动脉（10×40）

1. 外弹性膜；　→ 内弹性膜

1）内膜：可见内膜分三层。

内皮：紧贴腔面，为单层扁平上皮，细胞极扁平，胞核突向管腔，胞质不清楚。

内皮下层：很薄，为细密结缔组织。

内弹性膜：呈亮红色，因制片过程中组织收缩而呈波浪状。

2）中膜：平滑肌纤维分界不清楚，核呈长杆状，平滑肌纤维之间可见较细的弹性纤维。

3）外膜：外弹性膜为多层，也呈亮红色，折光性强，在切片上不连续，常呈一些长短不同的断面。外弹性膜之外为疏松结缔组织，其中含有一些小的营养血管和神经纤维束等。

（2）中静脉：与伴行的中动脉相比较有以下特点。

内膜：内弹性膜不发达或缺如。

中膜：薄，平滑肌少，且排列疏松。

外膜：比中膜厚，由结缔组织组成，无外弹性膜，其内可见横切的纵行平滑肌束。

2．大动脉（切片号 13 大动脉 HE 染色）

肉眼观察：大动脉管腔大而规则，管壁很厚（图 9-4）。

低倍镜观察（图 9-5）：

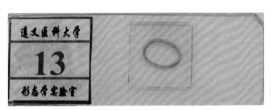

图 9-4 大动脉肉眼观

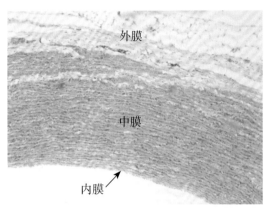

图 9-5 大动脉（10×10）

（1）内膜：由内皮和内皮下层构成。内皮是单层扁平上皮，内皮下层较厚，为疏松结缔组织，含纵行胶原纤维和少量平滑肌纤维。

（2）中膜：最厚，主要由 40 ～ 70 层弹性膜和大量弹性纤维组成。由于血管收缩，弹性膜在切片中呈波浪状，弹性膜间有环行平滑肌纤维和胶原纤维。

（3）外膜：由疏松结缔组织构成，内含营养血管。

高倍镜观察（图 9-6）：

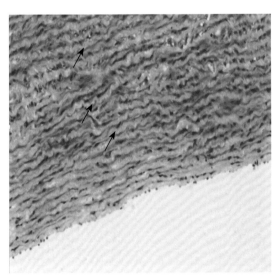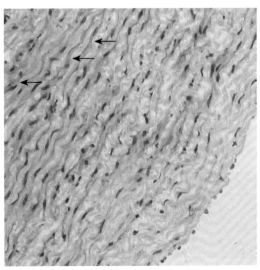

图 9-6 大动脉（10×40）

→ 弹性膜

（1）内膜：由内皮和内皮下层构成。内皮是单层扁平上皮，内皮下层为疏松结缔组织，含纵行胶原纤维和少量平滑肌纤维；内膜与中膜无明显界线，邻近内皮下层的第一层弹性膜即为内弹性膜。

（2）中膜：最厚，主要由 40～70 层呈同心圆排列的弹性膜和大量弹性纤维组成。由于血管收缩，弹性膜在切片中呈波浪状，弹性膜间有环行平滑肌纤维和胶原纤维。

（3）外膜：由疏松结缔组织构成，含胶原纤维束、弹性纤维和少量平滑肌纤维，可见营养血管和小神经，外弹性膜不明显，紧邻中膜的一层断断续续的弹性膜即为外弹性膜。

3．小动脉和小静脉（切片号 22　胃　HE 染色）

肉眼观察：此标本为人胃体部胃壁的部分切面，一侧表面起伏不平，被染成紫蓝色，为胃的黏膜。另外一面的表面较平整，可见被染成深红色的厚层，为胃壁的肌层，它与黏膜之间的区域由结缔组织构成，被染成粉红色，为黏膜下层。

低倍镜观察：在黏膜下层的结缔组织中，可见丰富的小血管。先用低倍镜找到小动脉和小静脉，然后转高倍镜仔细观察。

高倍镜观察：

（1）小动脉：管腔较规则，呈圆形或椭圆形，管壁较厚，一般也可分为三层膜。内皮细胞核略凸向管腔，内弹性膜薄而不明显（较大的小动脉内弹性膜明显）。中膜由 3～9 层环行平滑肌纤维组成。外膜为疏松结缔组织，外弹性膜消失，与周围结缔组织无明确的分界。

（2）小静脉：与小动脉伴行。管壁较小动脉薄，管腔大且不规则，管壁的三层结构不易区分，中膜的环行平滑肌纤维少。在切片中应该多找几个小动脉和小静脉进行辨认，以便熟悉并掌握它们的结构特点，在后续各组织器官的实验中还会经常见到它们。

4．毛细血管（标本 40　脑垂体　HE 染色）

肉眼观察（图 9-7）：此标本为脑垂体的矢状切面，染色浅的部分为神经部。

低倍镜观察（图 9-8）：可见神经部有大量神经纤维、神经胶质细胞和丰富的毛细血管。

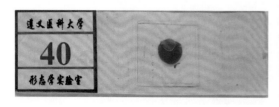

图 9-7　垂体肉眼观

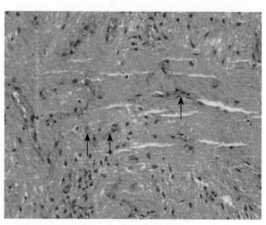

图 9-8　垂体（10×10）

↑ 毛细血管

高倍镜观察（图 9-9）：在高倍镜下既可见管径很小，管腔内只能容纳 1 ～ 2 个红细胞的毛细血管横切面和管腔内血细胞排列成单行的毛细血管纵切面，也可见大量腔呈不规则状、内含密集血细胞的血窦。毛细血管管壁构造简单，主要由一层极薄的内皮及其基膜构成。

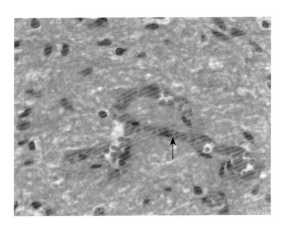

图 9-9　垂体（10×40）
↑ 毛细血管

5. 心脏　（切片号 9　心脏　HE 染色）

低倍镜观察（图 9-10）：区分心壁的三层膜。

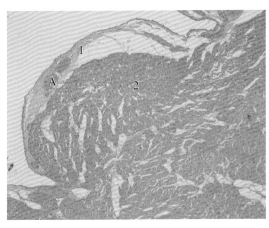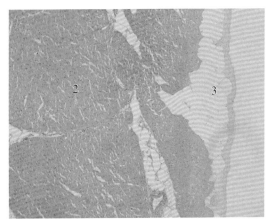

图 9-10　心壁（10×10）
1. 心内膜；2. 心肌膜；3. 心外膜；A. 浦肯野纤维

高倍镜观察：

（1）心内膜：较薄，可分为内皮、内皮下层。内皮为单层扁平上皮。内皮下层由结缔组织组成，可分为内、外两层。内层薄，为细密结缔组织，含少量平滑肌纤维；外层也称心内膜下层，为疏松结缔组织，含小血管和神经，还有成群分布的浦肯野纤维。

（2）心肌膜：较厚，由不同走向的心肌纤维组成，故呈各种断面。在心肌纤维之间有少量结缔组织和丰富的毛细血管。

（3）心外膜：为浆膜，由疏松结缔组织和外表面覆盖的一层间皮组成。在心外膜的结缔组织中可见血管、神经纤维束和脂肪组织。该标本中心外膜常有剥脱。

6. 浦肯野纤维（束细胞）（切片号 15　心脏　HE 染色）

低倍镜观察：该标本为心脏的部分切面。先在低倍镜下找到心内膜，在心内膜下层中可见一些粗而短、细胞质染色较浅的细胞，就是束细胞。

高倍镜观察（图 9-11）：可见束细胞的细胞质丰富，染色浅红，有时可见双核，细胞间有发达的闰盘。

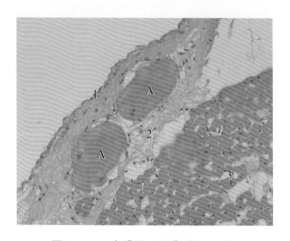

图 9-11　心内膜及心肌膜（10×40）

1. 内皮；2. 内皮下层；3. 心肌膜；A. 浦肯野纤维

※（二）观察电镜照片

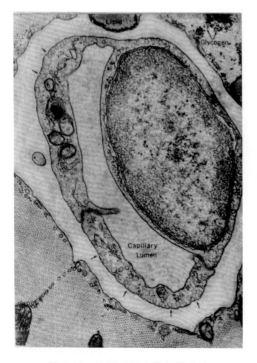

图 9-12　连续毛细血管超微结构

1. 连续毛细血管

示教照片（图 9-12）为心肌纤维毛细血管横断面。图的四角为心肌纤维的横切面，可见肌丝、线粒体、糖原颗粒（glycogen）和脂质（lipid）。正中的毛细血管管壁由两个内皮细胞围成。毛细血管管腔（capillary lumen）呈月牙形，上 4/5 为一个内皮细胞，其核突入管腔，下 1/5 为另一个内皮细胞的胞质部分，核未切到，注意内皮细胞完整无孔，属连续毛细血管。内皮细胞胞质内有数个线粒体，内皮基膜面可见许多由质膜内陷形成的质膜小泡（↑），管腔面也有少量质膜小泡，胞质内有同样大小及密度的质膜小泡，这是毛细血管内皮进行内外物质交换的一种重要方式，内皮基膜在照片上不明显。

2. 有孔毛细血管

示教照片（图 9-13）为一个有孔毛细血管的横切面，由一个内皮细胞围成，核在管腔的左侧。内皮外可以见到完整的基膜（BL）。箭头所示处为内皮上的小孔，被极薄的隔膜所封闭。

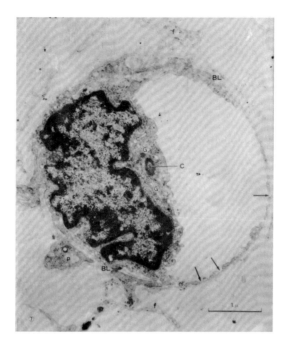

图 9-13 有孔毛细血管超微结构图
C. 中心粒；P. 周细胞；G. 高尔基复合体

思考题

1. 为什么大动脉又被称为弹性动脉，其结构与功能有何联系？
2. 大动脉和中动脉在光镜下的形态和功能有什么区别？
3. 毛细血管在超微结构下的分类、结构特点和功能如何？
4. 光镜下如何区分心内膜和心外膜？

（易晓东）

10 免疫系统

免疫系统（immune system）由淋巴器官、淋巴组织和免疫细胞构成。淋巴器官包括中枢淋巴器官（胸腺和骨髓）和外周淋巴器官（淋巴结、脾和扁桃体等）；淋巴组织分为弥散淋巴组织和淋巴小结，既是构成外周淋巴器官的主要成分，也广泛分布于消化管和呼吸道等非淋巴器官内；免疫细胞包括淋巴细胞、抗原呈递细胞、浆细胞、粒细胞和肥大细胞等，它们或聚集于淋巴组织中，或分散在血液、淋巴及其他组织内。以上成分虽分散于全身各处，但可通过血液循环和淋巴循环相互联系和流通，形成一个整体，执行免疫功能。

一、目的要求

1. 掌握淋巴组织的结构特点。
2. 熟悉胸腺的光镜结构。
3. 掌握淋巴结和脾的光镜结构。

二、实验内容

（一）光镜观察切片

1. 胸腺（切片号 19 胸腺 HE 染色）

肉眼及放大镜观察（图 10-1，图 10-2）：胸腺的切面呈分叶状，每个小叶周围染色较深，为皮质；中央染色较浅，为髓质。小叶之间染成淡粉红色处是结缔组织的小叶间隔。

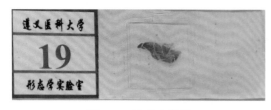

图 10-1 胸腺肉眼观

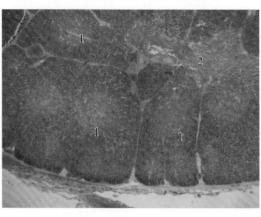

图 10-2 胸腺（10×4）
1. 胸腺小叶；2. 小叶间隔

低倍镜观察（图 10-3）：胸腺表面包有被膜，其主要成分为结缔组织，染成粉红色，结缔组织在胸腺实质内形成小叶间隔，将胸腺实质分成许多不完全分隔的胸腺小叶。镜下可见每个胸腺小叶周边的皮质部分染色较深，这是因为胸腺细胞排列密集所致，而小叶中央的髓质部分由于胸腺细胞较少，排列疏松，以胸腺上皮细胞为主，故染色较浅。相邻小叶的髓质彼此相连。在髓质内可见数个大小不一，被染成粉红色的胸腺小体。

高倍镜观察（图 10-4）：

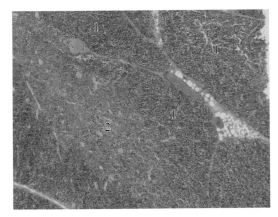 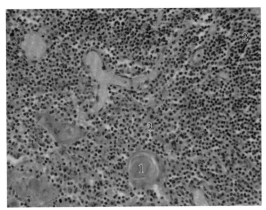

图 10-3　胸腺小叶（10×10）
1. 皮质；2. 髓质

图 10-4　胸腺小叶（10×40）
1. 胸腺小体；2. 皮质；3. 髓质

（1）皮质：主要由胸腺细胞组成，在胸腺细胞间可见少数体积较大、染色较浅、呈椭圆形的胸腺上皮细胞（又称上皮性网状细胞）的细胞核，胸腺上皮细胞的轮廓不明显。

（2）髓质：同样可见到胸腺细胞和胸腺上皮细胞核，但胸腺细胞的数量较少且分散。胸腺小体染色较红，散在分布，大小不等，呈圆形或椭圆形。每个胸腺小体由数层扁平的胸腺上皮细胞呈同心圆排列而成。胸腺小体周边的胸腺上皮细胞较幼稚，细胞核明显，近小体中心的细胞较成熟，核渐退化，胞质中含有较多角蛋白，小体中心的胸腺上皮细胞核退化，细胞完全角质化，呈强嗜酸性。胸腺小体是胸腺髓质的特征性结构，镜下辨认胸腺的重要标志。

2. 淋巴结（切片号 17　淋巴结　HE 染色）

肉眼及放大镜观察（图 10-5，图 10-6）：标本为卵圆形的实质性器官，一侧凹陷处为门部（有的标本未切到门部），外周染色较深呈深紫蓝色的部分为皮质，中央染色浅的部分为髓质。

低倍镜观察：先全面观察标本，淋巴结呈卵圆形，表面是染成浅红色的薄层结缔组织构成的被膜，被膜和门部的结缔组织伸入淋巴结实质内形成小梁，在切片上呈粉红色不连续的条索状，构成淋巴结的粗支架。淋巴结的一侧凹陷，有较多的结缔组织，其中可见血管、神经及输出淋巴管出入，此处为淋巴结门部（若标本未切到门部，则不必寻找）。在被膜下方为淋巴结的实质，分为周围染色较深的皮质和中央染色较浅的髓质，两者间无明显界线。

（1）皮质（图 10-7）：位于被膜下方，由浅层皮质、副皮质区及皮质淋巴窦构成。

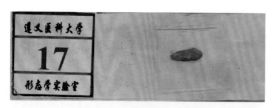

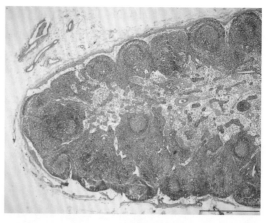

图 10-5 淋巴结肉眼观　　　　　　　　　　图 10-6　淋巴结（10×4）

1）浅层皮质：位于皮质浅层，由淋巴小结及小结之间的弥散淋巴组织组成。淋巴小结呈球形或卵圆形，淋巴细胞以 B 细胞为主。

淋巴小结可分为两种：一种称为初级淋巴小结，体积较小，由密集的小淋巴细胞组成，染色均匀一致，但在 HE 染色的标本中难以辨认。另一种为次级淋巴小结，为抗原刺激后发育较好的淋巴小结，体积较大，在其正中切面上，从浅层至深层依次可见小结帽及生发中心。典型的次级淋巴小结生发中心可见明区和暗区，小结中心染色浅，为明区，其深面靠近髓质的部分为生发中心的暗区，生发中心的顶部及周围有一层密集的小淋巴细胞，着色较深，尤以顶部最厚，称小结帽。

2）副皮质区：又称胸腺依赖区，位于皮质深层、淋巴小结深面，由弥散淋巴组织构成，染成紫蓝色，结构较为松散，主要由 T 细胞组成。

3）皮质淋巴窦：在被膜下方及小梁周围可见一些染色较浅、呈空网状的腔隙，分别称为被膜下窦和小梁周窦，是皮质内淋巴流动的通道。

（2）髓质（图 10-8）：淋巴结髓质位于皮质深面，由髓索及其间的髓窦组成。

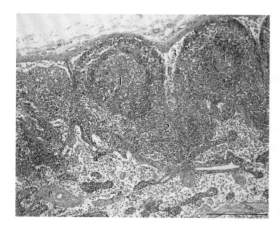

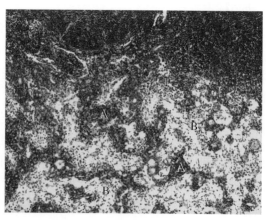

图 10-7　淋巴结皮质（10×10）　　　　　　图 10-8　淋巴结髓质（10×10）

1. 浅层皮质；2. 副皮质区；3. 皮质淋巴窦　　　　　　A．髓索；B．髓窦

1）髓索：在淋巴结的中央可见由许多淋巴组织密集排列而成的不规则条索状淋巴组织，即为髓索。髓索之间相互连接，交织成网，淋巴细胞以 B 细胞为主。

2）髓窦：髓索之间，以及髓索与小梁之间染色较浅的腔隙为髓窦，其宽阔而迂曲，相连呈网状，与皮质淋巴窦相通，结构与皮质淋巴窦相同，但腔较大，腔内的巨噬细胞较多。

高倍镜观察：

（1）在副皮质区内可见到高内皮微静脉（毛细血管后微静脉）的断面（图 10-9），其内皮细胞胞质丰富，其中常见正在穿越的淋巴细胞，其核也较一般内皮细胞大，染色浅，核仁明显。

（2）淋巴窦：窦壁由扁平内皮细胞衬里，内皮外偶可见一层扁平的网状细胞。淋巴窦内有呈星状的内皮细胞支撑窦腔，窦腔内可见胞体较大，呈圆形或卵圆形，胞核较小，胞质丰富，呈嗜酸性的巨噬细胞和较少的淋巴细胞。

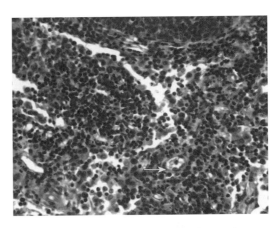

图 10-9　淋巴结皮质副皮质区（10×40）
→ 高内皮微静脉

3. 脾（切片号 18　脾　HE 染色）

肉眼及放大镜观察（图 10-10，图 10-11）：标本为一实质性器官。大部分染成红色，是红髓，其中有散在分布的紫蓝色结构，为白髓。

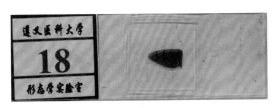

图 10-10　脾肉眼观

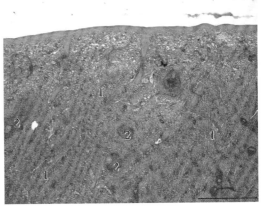

图 10-11　脾（10×4）
1. 红髓；2. 白髓

低倍镜观察（图 10-12）：可见标本的一侧（脾表面）有较厚的被膜，被染成红色，由致密结缔组织构成，内含较多弹性纤维和平滑肌纤维，被膜外表面覆有间皮。被膜的结缔组织伸入脾实质内形成小梁，伴随小梁入内的有小梁动脉、小梁静脉。脾的实质由白髓和红髓组成，散在的染成紫蓝色的团块及条索的为白髓，其间染色呈浅红色的为红髓。

（1）白髓：散在分布于红髓之间，被染成深蓝色，主要由密集的淋巴组织组成，包括

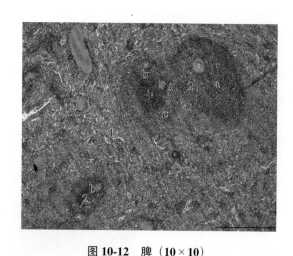

图 10-12　脾（10×10）
1. 红髓；2. 白髓；a. 淋巴小结；b. 动脉周围淋巴鞘；c. 边缘区

动脉周围淋巴鞘、淋巴小结、边缘区三部分。

1）动脉周围淋巴鞘：为中央动脉周围厚层的弥散淋巴组织，以 T 细胞为主。由于走向不一，可见各种断面。

2）淋巴小结：常位于动脉周围淋巴鞘的一侧，两者之间无明显界线，其结构同淋巴结内的淋巴小结，以 B 细胞为主。发育较好的次级淋巴小结可见小结帽、生发中心（包括明区和暗区），小结帽朝向红髓。

3）边缘区：位于白髓与红髓交界的狭窄区域，为弥散淋巴组织，但淋巴组织较为疏松。

（2）红髓：分布于被膜下、小梁周围及白髓边缘区外侧的广大区域均为红髓，由脾索和脾血窦组成。

1）脾索：由富含血细胞的弥散淋巴组织构成，呈紫红色不规则的条索状，并相互连接成网，网孔即为脾血窦。脾索含较多网状细胞、浆细胞、巨噬细胞和淋巴细胞、红细胞等。

2）脾血窦：位于相邻的脾索之间，相互连接成网，为染色浅、形态不规则的腔隙，腔隙内含有大量血细胞。

高倍镜观察：先在低倍镜下选择一个结构较疏松的红髓区域，再转高倍镜，主要观察脾血窦。脾血窦为不规则的、扩大的窦状毛细血管，可见窦壁内皮细胞核大而圆，排列整齐，突入窦腔，腔内可见血细胞。脾血窦间的淋巴组织为脾索。由于脾血窦内外均有血液成分，因此脾血窦与脾索间分界不清。

※（二）电镜观察照片

1. 脾的超微结构

示教照片（图 10-13）为脾的扫描电镜图像。左上方为一个切断的脾血窦（S），窦壁由纵向平行排列的长杆状内皮细胞围成，血窦周围为脾索，可见网状细胞（R）构成支架，网眼中有巨噬细胞（M）、淋巴细胞、中性粒细胞（N）及血小板（P）。血窦外的巨噬细胞通过杆状内皮细胞间的缝隙向血窦伸入指状突起（m）。

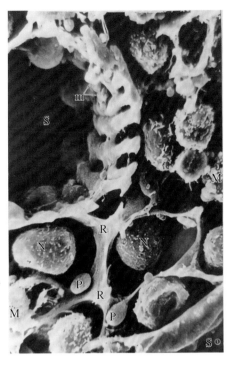

图 10-13 脾的超微结构

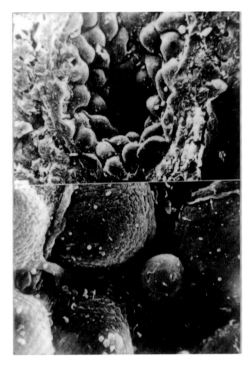

图 10-14 高内皮微静脉(毛细血管后微静脉)
的超微结构
↑ 细胞边界

2. 高内皮微静脉（毛细血管后微静脉）电镜照片

示教照片（图 10-14 上）中高内皮微静脉内皮细胞呈星状，胞体较大，有数个突起，相邻细胞的侧突彼此交织。

示教照片（图 10-14 下）为高内皮微静脉腔面观。内皮细胞的侧突彼此相嵌，细胞表面可见颗粒状或微绒毛状突起，箭头示细胞边界。右侧中央可见一个淋巴细胞正在穿越管壁。

思考题

1. 淋巴细胞主要分为哪三类？
2. 构成淋巴器官的结构有哪些？请描述它们的结构特点。
3. 光镜下如何区分淋巴结和脾？它们有哪些异同点？

（陆　祥）

11 皮 肤

皮肤（skin）是人体面积最大的器官，由表皮和真皮组成，借皮下组织与深部组织相连。皮肤有毛、指（趾）甲、皮脂腺和汗腺等附属器。皮肤直接与外界环境接触，对人体有重要的保护作用。皮肤内有丰富的感觉神经末梢，能感受外界的多种刺激。

一、目的要求

1. 掌握表皮和真皮的组织结构。
2. 熟悉汗腺、皮脂腺的光镜结构特点。

二、实验内容

（一）光镜观察切片

1. 皮肤（切片号 21　皮肤　HE 染色）

肉眼及放大镜观察（图 11-1，图 11-2）：标本为红色条状，染成紫蓝色的一侧是表皮，其深面染成粉红色者为真皮，真皮下方着色较浅处为皮下组织。

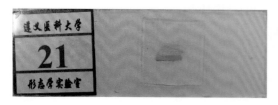

图 11-1　皮肤肉眼观

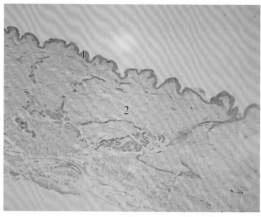

图 11-2　皮肤（10×4）
1. 表皮；2. 真皮

低倍镜观察（图 11-3）：先全面观察标本，分清表皮、真皮、皮下组织，找到皮脂腺和汗腺后换成高倍镜观察。

高倍镜观察（图 11-4）：表皮为角化的复层扁平上皮，表皮与真皮乳头层相嵌，交界处起伏不平，故表皮的基膜呈波浪状。厚的表皮从基底面至表面一般可分为五层，即基底层、棘层、颗粒层、透明层和角质层（但本切片为薄皮，故无透明层）。

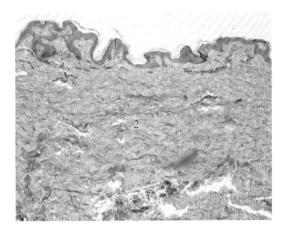

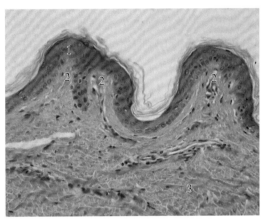

图 11-3　皮肤（10×10）

1. 表皮；2. 真皮；3. 汗腺

图 11-4　表皮与真皮（10×40）

1. 表皮；2. 真皮乳头；3. 网织层

（1）表皮：较厚，以角质形成细胞为主。

1）基底层：位于基膜上，与真皮相接，由一层立方形或矮柱状细胞组成，细胞排列整齐，细胞核呈卵圆形，位于基部，胞质较少，呈嗜碱性，被染成紫蓝色。

2）棘层：位于基底层的浅部，由 4～10 层呈多边形、体积较大的棘细胞组成。此层细胞由基底层分化而来，细胞从深面向浅面推移时，细胞逐渐变大呈多边形，胞质丰富，呈弱嗜碱性；胞核呈圆形或椭圆形，位于细胞中央，相邻细胞间由棘状突起相连。

3）颗粒层：位于棘细胞层的浅部，由 3～5 层扁平的梭形细胞组成。细胞中可见许多呈紫蓝色的嗜碱性颗粒（透明角质颗粒），其形状不规则，大小不等。细胞核已趋向退化或消失。

4）透明层：位于颗粒层的浅部，较薄，由 2～3 层扁平细胞组成，呈浅红色发亮的窄带，细胞分界不明显，胞核消失，胞质呈嗜酸性，较透明，染成浅粉红色。

5）角质层：位于表皮最浅层，较厚，由多层扁平的角质细胞组成，细胞呈红色均质状，胞质内充满角蛋白，细胞轮廓不清楚，无胞核和细胞器。表皮细胞多已死亡，易脱落。

（2）真皮：真皮位于表皮深面，由结缔组织构成，内含血管、神经、皮肤附属器等，真皮深部与皮下组织相连，但两者之间无明显的分界。真皮又可分为两层，即浅层的乳头层和深层的网织层，但两者之间的分界不明显。

1）乳头层：位于真皮浅层，由薄层疏松结缔组织构成。借基膜与表皮相邻，因向表皮突入形成许多嵴状或乳头状的突起而得名。此层纤维细密，排列疏松且不规则，成纤维细胞较多。真皮乳头内含有丰富的毛细血管、游离神经末梢和触觉小体。

2）网织层：位于乳头层深面，与乳头层分界不清，较厚，是真皮的主要组成部分。网织层由致密结缔组织构成，粗大的胶原纤维束交织成网，并有许多弹性纤维，排列紧密而不规则，呈粉红色，被切成多种断面。此层可见毛囊、环层小体、神经纤维束和汗腺等结构。

（3）皮肤附属器

1）皮脂腺（图11-5）：位于毛囊与立毛肌之间，皮脂腺分泌部外层细胞为一层体积较小、立方形的干细胞，染色深；内层愈靠近中央的腺细胞体积愈大，呈多边形，核小，染色深，并逐渐退化。胞质内充满许多小脂滴，制片时脂滴被溶解，因此着色浅，呈空泡状。导管部短，由复层扁平上皮构成，开口于毛囊。在皮脂腺附近常可见到一束斜行的平滑肌纤维，为立毛肌。

2）汗腺（图11-6）：在真皮深部或皮下组织内，常可见许多由上皮围成的小管道即汗腺，为单曲管状腺，分两部分。

A．分泌部：由1～2层锥形和立方形细胞组成，染色较浅。腺细胞与基膜间可见梭形有突起的肌上皮细胞。

B．导管部：由2～3层矮柱状或立方形细胞组成，染色较深。此细长螺旋形的管道穿越真皮、表皮时被切成各种断面，最终开口于表皮表面的汗孔。

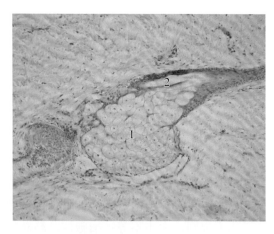

图11-5　皮脂腺（10×40）

1. 皮脂腺分泌部；2. 皮脂腺导管

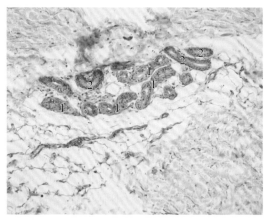

图11-6　汗腺（10×40）

1. 汗腺分泌部；2. 汗腺导管部

※（二）观察电镜照片

1. 毛发

示教照片（图11-7）中央为毛干，由较大的毛小皮覆盖，毛小皮游离缘朝向头发末端，外根鞘凹入处边缘的角化鳞片呈玫瑰花样结构。

2. 汗腺孔

示教照片为（图11-8）汗腺孔的表面观，汗腺孔以玫瑰花样同心圆排列的鳞片细胞为特征，箭头所示为汗腺孔。

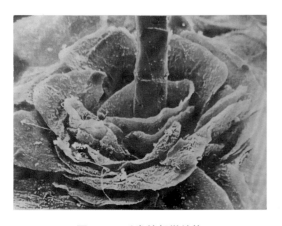

图 11-7 毛发的超微结构

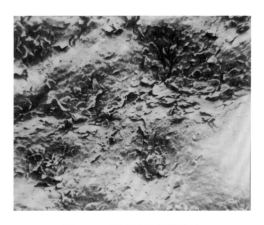

图 11-8 汗腺孔的超微结构

思考题

1. 不同种族间肤色深浅不同，其主要原因是什么?
2. 损伤皮肤表皮会不会出血，为什么?

（檀 军）

12 眼和耳

眼（eye）是视觉器官，主要由眼球构成，还有眼睑、眼外肌和泪器等附属器。眼球近似球体，由眼球壁和眼内容物组成。耳（ear）由外耳、中耳和内耳三部分组成。外耳和中耳传导声波，内耳为听觉感受器和位觉感受器的所在部位。

一、目的要求

1. 熟悉眼球壁各层的结构。
2. 掌握视网膜、角膜的结构特点。
3. 熟悉中央凹和视盘的位置和结构。
4. 了解屈光装置的结构。
5. 掌握内耳的结构。

二、实验内容

（一）光镜观察切片

1. 眼球（切片号 44 眼球 HE 染色）

眼球由眼球壁和眼内容物组成。眼球壁由外向内依次分为纤维膜、血管膜和视网膜。内容物包括晶状体、玻璃体和房水。

肉眼及放大镜观察（图 12-1，图 12-2）：该标本为眼球的水平切面，参考教科书眼球结构模式图，辨认出角膜、巩膜、虹膜、睫状体、晶状体和视神经等结构。

光镜观察（先用低倍镜观察，必要时可换高倍镜观察）（图 12-3）：从外至内依次分为纤维膜、血管膜和视网膜。

（1）纤维膜：由致密结缔组织构成，前 1/6 为角膜，后 5/6 为巩膜。

1）角膜（图 12-4）：从前至后分为五层。

A. 角膜上皮：为未角化的复层扁平上皮，基部平坦，基底层为一层矮柱状细胞，没有乳头。

B. 前界层：为薄层透明均质膜，含基质和胶原纤维，不含细胞。

C. 角膜基质：约为角膜全厚的 9/10，由多层与表面平行排列的胶原板层组成，纤维间有扁平的成纤维细胞。角膜基质内无血管。

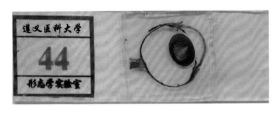

图 12-1　眼球肉眼观

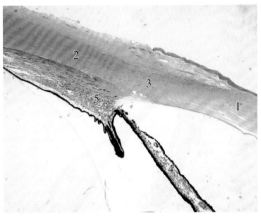

图 12-2　眼球壁前部（10×4）

1. 角膜；2. 巩膜；3. 角膜缘；4. 虹膜；5. 睫状体

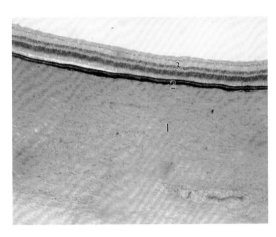

图 12-3　眼球壁后部（10×10）

1. 纤维膜；2. 血管膜；3. 视网膜

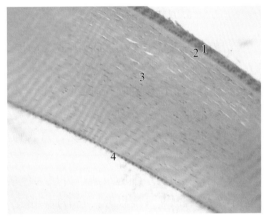

图 12-4　角膜（10×40）

1. 角膜上皮；2. 前界层；3. 角膜基质；4. 角膜内皮

D. 后界层：为透明均质膜，更薄。在此标本上不易辨认。

E. 角膜内皮：为单层扁平或立方上皮，角膜内皮细胞不能再生。

2）巩膜：主要由大量粗大的胶原纤维交织而成。巩膜与角膜交界处的内侧，巩膜向前内侧稍凸起，称巩膜距。

3）角膜缘：为角膜与巩膜的带状移行区域。角膜缘上皮细胞一般超过十层，细胞较小，核深染。角膜缘内侧有环形的巩膜静脉窦，窦腔较大而不太规则，管壁衬贴内皮，巩膜静脉窦内侧为小梁网，由小梁和小梁间隙组成。

（2）血管膜（图 12-5）：位于纤维膜的外侧，由虹膜基质、睫状体基质和脉络膜组成。

1）虹膜：位于角膜和晶状体之间的扁圆盘状薄膜，中央有一圆形的瞳孔。虹膜由前向后分为三层。

A. 前缘层：为一层不连续的成纤维细胞和色素细胞。

B. 虹膜基质：较厚，为疏松结缔组织，富含血管和色素细胞，近瞳孔缘处虹膜基质内有一束宽带状平滑肌，围绕瞳孔环行，称瞳孔括约肌。

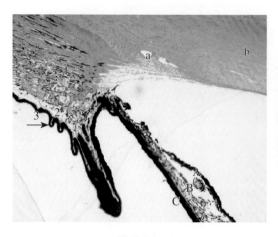

图 12-5　血管膜前部（10×40）
1．睫状肌；2．睫状体基质；3．睫状体上皮；→睫状突；
A．前缘层；B．虹膜基质；C．虹膜上皮；
a．巩膜静脉窦；b．角膜

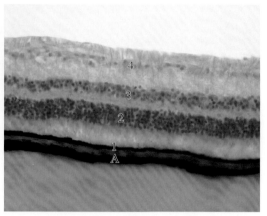

图 12-6　视网膜（10×40）
1．色素上皮层；2．视细胞层；3．双极细胞层；
4．节细胞层；A．脉络膜

C．虹膜上皮：由两层细胞组成。前层为肌上皮细胞，称瞳孔开大肌；后层细胞较大，呈立方形，胞质内充满色素颗粒。

2）睫状体：位于虹膜与脉络膜之间，切面上呈三角形，自外向内分为三层。

A．睫状肌：为平滑肌。

B．睫状体基质：为结缔组织，富含血管和色素细胞。睫状体前内侧伸出的突起称睫状突。

C．上皮：由两层细胞组成。外层为色素上皮细胞，呈立方形；内层为非色素上皮细胞，呈立方形或矮柱状。（请思考：它有何功能？）

3）脉络膜：为血管膜的后 2/3，衬于巩膜内面，为疏松结缔组织，富含血管和色素细胞。

（3）视网膜（图 12-6）：位于眼球壁最内层，分为盲部和视部。盲部包括虹膜上皮和睫状体上皮。视部位于脉络膜内面，为感光的部位，主要由四层细胞构成，由外向内依次为色素上皮层、视细胞层、双极细胞层和节细胞层。后三者又称为神经层。

1）色素上皮层：紧贴脉络膜，为色素上皮细胞构成的单层立方上皮。切片中呈一条黑色的粗线，此层在制片过程中常与视网膜其他各层脱离。

2）视细胞层：位于色素上皮层的内侧，包括视锥细胞和视杆细胞，是感受光线的感觉神经元，光镜下不能区分出二者。细胞排列密集，细胞界线不清，胞质呈粉红色，核被染成紫蓝色，密集排列成一条宽带。

3）双极细胞层：位于视细胞层的内侧，细胞核也排列形成一条染成紫蓝色的带，但排列较疏松，核的数量也较视细胞层少。

4）节细胞层：位于双极细胞层的内侧，细胞数量少，排列稀疏，大多单层排列，其轴突在眼球后极汇合，穿出眼球壁形成视神经。

（4）晶状体、睫状小带和玻璃体

1）晶状体：为双凸透明体，外包晶状体囊，实质分为外周的皮质和中央的晶状体核。皮质的前表面有一层立方形细胞构成的晶状体上皮。

2）睫状小带：在晶状体两侧可见纤细的睫状小带，呈细丝状（有的切片不易找到）。一端连于睫状体，另一端插入晶状体囊内。

3）玻璃体：位于晶状体、睫状体与视网膜之间，为无色透明的胶状体，被染成红色。

2．耳蜗（切片号 46　内耳　HE 染色）

肉眼及放大镜观察（图 12-7）：标本呈不规则形，近标本中央可见锥体形的结构即耳蜗。其中轴着色较深者名蜗轴，蜗轴两侧各有 3 ～ 4 个圆形或椭圆形腔，为骨蜗管的断面。

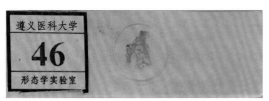

图 12-7　内耳肉眼观

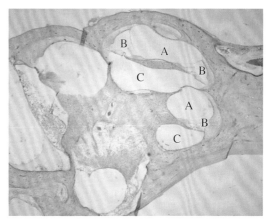

图 12-8　内耳耳蜗（10×4）
A. 前庭阶；B. 膜蜗管；C. 鼓室阶

低倍镜观察（图 12-8）：耳蜗的中轴为蜗轴，是松质骨，内含耳蜗神经节和血管等。围绕蜗轴的为数个椭圆形腔，即为骨蜗管的横断面。每个骨蜗管又分为三个腔：上方（靠前庭膜一侧）为前庭阶，下方（靠螺旋器一侧）为鼓室阶，两者之间的三角形腔为膜蜗管。选择一个较完整的膜蜗管切面，换高倍镜观察膜蜗管和螺旋器。

高倍镜观察：

（1）膜蜗管（图 12-9）

1）上壁：为前庭膜，菲薄。表面为单层扁平上皮，其内为基板。

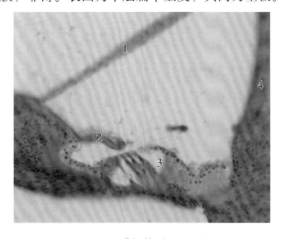

图 12-9　膜蜗管（10×40）
1. 前庭膜；2. 盖膜；3. 螺旋器；4. 血管纹

2）外侧壁：为特殊的复层上皮，其上皮内含毛细血管，称血管纹。上皮下方为增厚的骨膜，称螺旋韧带。

3）下壁：由骨螺旋板和膜螺旋板（基底膜）共同构成。基底膜内侧与骨螺旋板相连，外侧与螺旋韧带相连。基底膜由两层上皮夹一层基膜构成，基底膜面向鼓室阶一侧的上皮为单层扁平上皮，面向膜蜗管一侧的上皮为单层柱状上皮并局部增厚形成螺旋器。

（2）螺旋器：又称柯蒂器，是听觉感受器，位于基底膜上，由支持细胞和毛细胞组成。在螺旋器中可见由内柱细胞和外柱细胞围成的三角形内隧道。内柱细胞的内侧有 1 列内指细胞，其上方可见 1 列内毛细胞；外柱细胞的外侧，有 3 ~ 4 列外指细胞，其上方可见 3 ~ 4 列外毛细胞。在毛细胞的顶部可见被染成红色的短毛，称静纤毛。

骨螺旋板起始处骨膜增厚形成螺旋缘，螺旋缘伸出一层被染成粉红色的胶质膜，称盖膜，覆盖于螺旋器上。

※（二）观察电镜照片

1. 牛视网膜电镜照片

示教照片（图 12-10）显示的是视杆细胞的外节、内节及色素上皮细胞。自上方向下依次为：

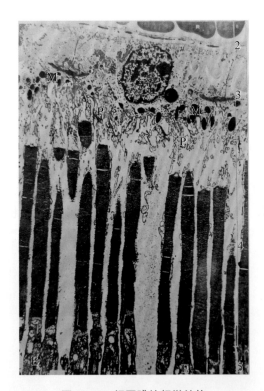

图 12-10　视网膜的超微结构

（1）视网膜血管：内含红细胞（R）。

（2）玻璃膜：主要由胶原纤维、弹性纤维和基膜构成（此处不易辨认）。

（3）色素上皮层：P 为色素细胞突起，突起均插于视细胞外节之间。M 为色素颗粒。

（4）视杆的外节：由许多平行排列的膜盘构成。

（5）视杆的内节：内含许多纵行的线粒体。

2．大鼠视网膜视杆细胞的外节（图 12-11，见照片左 4/5）

（1）膜盘。

（2）视杆细胞膜。

（3）色素上皮细胞的微绒毛。

（4）色素颗粒。

（5）色素细胞与视杆细胞外节顶端的接界区。

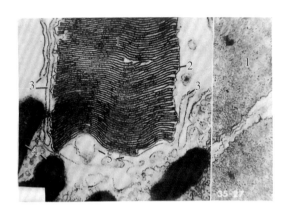

图 12-11　视网膜视杆细胞超微结构

3．内耳螺旋器光镜及扫描电镜照片（图 12-12）

（1）螺旋器光镜照片（左上角，小图）：C 为内隧道，由内、外柱细胞围成。内柱细胞的内侧有 1 列内指细胞，其上方可见内毛细胞。外柱细胞的外侧有 3 ～ 4 列外指细胞，其上方可见外毛细胞。

（2）螺旋器扫描电镜照片（左下图）：C 为内隧道，D 为外指细胞的突起。外指细胞突起达螺旋器表面，并与相邻外指细胞的突起连接成网。外毛细胞（HC）嵌于网孔中。外毛细胞表面可见由外毛细胞顶部形成的小皮板区，静纤毛从小皮板伸出，呈"W"形排列。右侧可见内毛细胞的静纤毛。

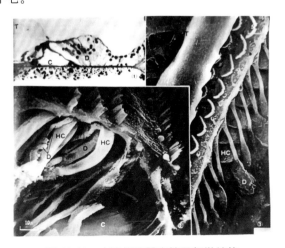

图 12-12　内耳螺旋器光镜及超微结构

　　（3）从盖膜（T）面观察外毛细胞的静纤毛（右侧图），可见静纤毛有规律地在小皮板上排成"W"形，HC 为外毛细胞，D 为外指细胞。照片中可见外毛细胞嵌于外指细胞突起形成的网孔中。

思考题

　　1．角膜透明的因素有哪些？

　　2．试述视网膜的组织结构及光线在眼球内的传导通路。

　　3．房水是如何产生的？房水是怎样循环的？

　　4．试述视锥细胞与视杆细胞超微结构的主要区别。

　　5．试述壶腹嵴、位觉斑和螺旋器的结构与功能。

（陈　伟）

内分泌系统

内分泌系统（endocrine system）由内分泌腺和分布于其他器官内的内分泌组织和细胞组成。内分泌腺的结构特点是腺细胞排列呈索状、网状、团状或围成滤泡状，没有输送分泌物的导管，有丰富的有孔或窦状毛细血管。内分泌细胞的分泌物称为激素。

一、目的要求

1．掌握甲状腺的结构特点。
2．了解甲状旁腺的结构特点（自学）。
3．掌握肾上腺皮质各带的结构特点。
4．熟悉肾上腺髓质的结构特点。
5．掌握垂体远侧部各细胞的形态特点。
6．熟悉垂体中间部和神经部的结构特点。

二、实验内容

光镜观察切片

1．甲状腺（切片号 **41** 甲状腺 **HE 染色**）

肉眼观察（图 13-1）：标本为红色的团块状，为实质性器官。

低倍镜观察（图 13-2）：甲状腺表面的薄层结缔组织为被膜，被膜的结缔组织伸入实质，将实质分为大小不等的小叶，腺实质由大量甲状腺滤泡和滤泡旁细胞组成，滤泡间有少量疏松结缔组织和丰富的有孔毛细血管。滤泡腔内充满嗜酸性的均质状胶质。

高倍镜观察（图 13-3）：

（1）甲状腺滤泡：大小不等，呈圆形或不规则形，由单层滤泡上皮细胞围成。细胞因功能状态不同而呈低柱状或扁平状。胞质着色浅，胞核为圆形。滤泡腔内含嗜酸性的胶质，在靠近上皮细胞游离面的胶质中，有时可见许多小空泡。

（2）滤泡旁细胞：位于甲状腺滤泡之间和滤泡上皮细胞之间，单个或成群存在，细胞体积稍大，形状不规则，呈椭圆形或多边形，胞质着色较淡。胞核较大，呈圆形，着色浅。滤泡间疏松结缔组织富含有孔毛细血管。

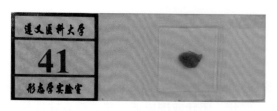

图 13-1　甲状腺肉眼观

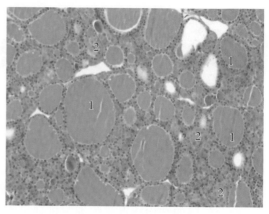

图 13-2　甲状腺实质（10×10）
1. 滤泡；2. 滤泡旁细胞

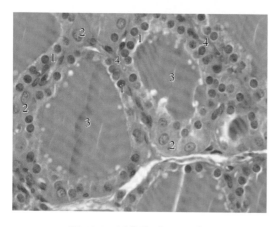

图 13-3　甲状腺（10×40）
1. 滤泡上皮细胞；2. 滤泡旁细胞；3. 胶质；4. 毛细血管

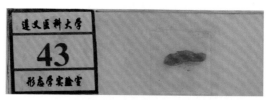

图 13-4　肾上腺肉眼观

2. 肾上腺（切片号 43　肾上腺　HE 染色）

肉眼观察（图 13-4）：标本呈不规则形，周边染色浅的区域为皮质，中央染色深的区域为髓质。

放大镜和低倍镜观察（图 13-5）：肾上腺表面包以结缔组织被膜，少量结缔组织伴随血管和神经伸入腺实质内。实质由周围的皮质和中央的髓质两部分构成。

高倍镜观察：

（1）皮质：较厚，约占肾上腺体积的 80%，由皮质细胞、血窦和少量结缔组织构成。根据皮质细胞的形态和排列特征，由浅至深将皮质分为三个带。

1）球状带（图 13-6）：位于被膜下方，较薄。细胞聚集成球团状，细胞较小，呈锥形，核小，染色深，胞质较少，呈弱嗜酸性，含少量脂滴。

2）束状带（图 13-7）：是皮质中最厚的部分，位于球状带和网状带之间。束状带细胞较大，呈多边形，排列成单行或双行细胞索。胞核呈圆形，较大，着色浅。细胞质染色较浅，富含脂滴，因脂滴在制片过程中被溶解，故胞质呈泡沫状或空泡状。

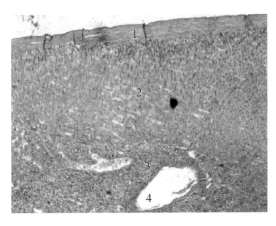

图 13-5　肾上腺实质（10×4）
1. 被膜；2. 皮质；3. 髓质；4. 中央静脉

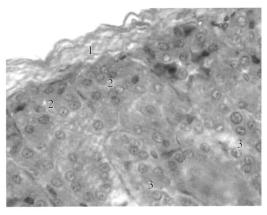

图 13-6　肾上腺球状带（10×40）
1. 被膜；2. 球状带；3. 束状带

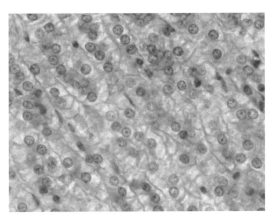

图 13-7　肾上腺束状带（10×40）

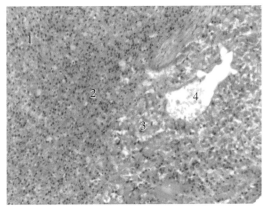

图 13-8　肾上腺皮质及髓质（10×10）
1. 束状带；2. 网状带；3. 髓质；4. 中央静脉

3）网状带：位于皮质最内层，细胞索交错吻合成网。网状带细胞较小，核小，着色深。细胞质呈嗜酸性，染成红色，胞质含少量脂滴和较多的脂褐素。

（2）髓质（图 13-8）：位于肾上腺的中央部分，髓质中央可见管径较大的中央静脉。

髓质有丰富的血窦和少量结缔组织。髓质细胞呈多边形，界线不清，排列呈索状或团状。细胞核居中，呈圆形，染色较浅。如用铬盐处理标本，胞质内可见棕黄色的嗜铬颗粒，故又称嗜铬细胞。

3. 垂体（切片号 40　垂体　HE 染色）

肉眼观察（图 13-9）：标本为垂体矢状切面，染色深处为腺垂体的远侧部，染色浅处为神经垂体的神经部。二者之间的狭窄部分为腺垂体的中间部。

低倍镜观察（图 13-10）：垂体表面包以结缔组织被膜，被膜下为垂体实质。远侧部占垂体的大部分，由大量腺细胞排列成团索状，其间有丰富的窦状毛细血管和少量结缔组织。中间部位于远侧部和神经部之间的纵行狭窄区域，主要由一些大小不等的滤泡及其周围的嗜碱性细胞和嫌色细胞组成。神经部染色较浅，由大量无髓神经纤维、神经胶质细胞、丰

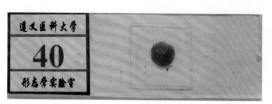

图 13-9　垂体肉眼观

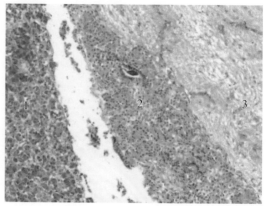

图 13-10　垂体（10×10）

1. 腺垂体远侧部；2. 腺垂体中间部；3. 神经垂体神经部

富的有孔毛细血管和少量结缔组织组成。

高倍镜观察：

（1）远侧部：腺细胞排列成团索状，根据细胞质染色不同将细胞分为三种（图 13-11）：

1）嗜酸性细胞：数量较多，呈圆形或椭圆形，胞核圆，胞质呈嗜酸性，含有嗜酸性颗粒，染成红色。

2）嗜碱性细胞：数量较嗜酸性细胞少，呈椭圆形或多边形。胞核圆，胞质呈嗜碱性，含有嗜碱性颗粒，染成蓝紫色。

3）嫌色细胞：数量多，体积小，胞质少，着色浅，细胞界线不清。

（2）中间部（图 13-12）：人的垂体中间部不发达，主要由一些大小不等的滤泡组成，滤泡由单层立方或柱状上皮细胞围成，腔内含少量胶质。此外，滤泡周围还有嗜碱性细胞和嫌色细胞。

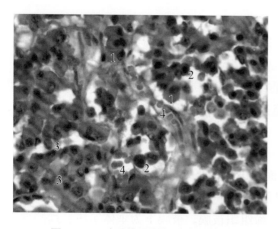

图 13-11　腺垂体远侧部（10×40）

1. 嗜酸性细胞；2. 嗜碱性细胞；3. 嫌色细胞；4. 血窦

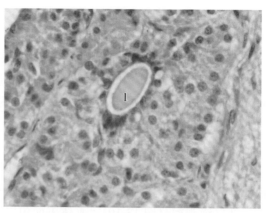

图 13-12　腺垂体中间部（10×40）

1. 滤泡

（3）神经部（图 13-13）：由大量无髓神经纤维、神经胶质细胞、丰富的有孔毛细血管组成。

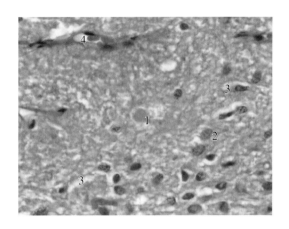

图 13-13　神经垂体神经部（10×40）
1. 赫林体；2. 神经胶质细胞；3. 无髓神经纤维；4. 有孔毛细血管

1）无髓神经纤维：较细，染成淡红色，是下丘脑视上核和室旁核的神经内分泌细胞的轴突。可见赫林体，呈大小不等的弱嗜酸性团块，位于无髓神经纤维及其末梢内。

2）神经胶质细胞：又称垂体细胞，其形状和大小不一。

思考题

1. 呆小症、侏儒症、巨人症的发生主要与哪些内分泌器官有关？
2. 试述甲状腺的组织结构与功能。
3. 试述肾上腺皮质的结构和功能。
4. 试述下丘脑与腺垂体的关系。

（刘　连）

14 消化管

消化系统由消化管和消化腺组成，主要对食物进行物理性消化和化学性消化。

消化管（digestive tract）是从口腔至肛门的连续性管道，依次分为口腔、咽、食管、胃、小肠和大肠。消化管壁（除口腔和咽外）的结构由内向外分为黏膜、黏膜下层、肌层及外膜四层，其中黏膜由上皮、固有层和黏膜肌层组成，是消化管各段结构差异最大、功能最重要的部分，上皮类型依部位及其功能而异；黏膜肌层是消化管壁所特有的结构。

一、目的要求

1. 掌握消化管壁的基本结构。
2. 熟悉食管的组织结构特点。
3. 掌握胃、小肠黏膜的结构特点。
4. 掌握胃底腺的壁细胞、主细胞及小肠上皮细胞的光镜、超微结构特点。
5. 了解消化管内分泌细胞的光镜结构和超微结构特点。

二、实验内容

（一）光镜观察切片

1. 食管（切片号 4　食管　HE 染色）

肉眼及放大镜观察（图 14-1，图 14-2）：标本为食管横切面，管腔呈不规则形，管壁由内向外依次为染成紫蓝色的黏膜、浅红色的黏膜下层、红色的肌层和浅红色的外膜。黏膜和黏膜下层突向管腔形成皱襞。

低倍镜和高倍镜观察（图 14-3）：

（1）黏膜

1）上皮：为未角化的复层扁平上皮。

2）固有层：为细密结缔组织，含有小血管、淋巴管和食管腺的导管，并形成乳头凸向上皮。

3）黏膜肌层：为薄层纵行平滑肌，切片上被横切为点状。

（2）黏膜下层：为疏松结缔组织，含血管、淋巴管、神经和食管腺。食管腺是黏液性腺，切面呈泡状，腺细胞呈浅紫蓝色，胞核呈扁圆形，位于细胞基底部；腺导管穿过黏膜肌

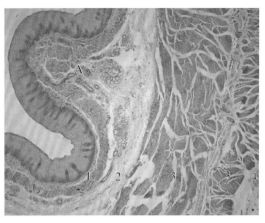

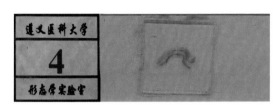

图 14-1 食管肉眼观

图 14-2 食管（10×4）

1. 黏膜；2. 黏膜下层；3. 肌层；4. 外膜；A. 皱襞

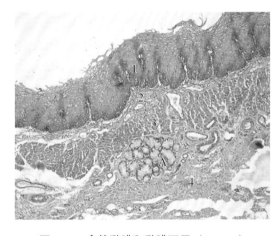

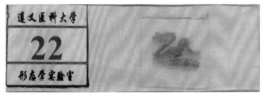

图 14-3 食管黏膜和黏膜下层（10×10）

图 14-4 胃肉眼观

1. 上皮；2. 固有层；3. 黏膜肌层；4. 黏膜下层；A. 食管腺

层开口于食管腔面。

（3）肌层：由内环行、外纵行两层肌组成。肌组织的类型分段各异，两层肌之间可见肌间神经丛，由数个神经细胞和无髓神经纤维组成。（请思考如何判断你所观察的标本为食管的上、中或下段。）

（4）外膜：为薄层疏松结缔组织构成的纤维膜。

2．胃（切片号 22　胃体部　HE 染色）

肉眼及放大镜观察（图 14-4，图 14-5）：黏膜呈紫蓝色，由内向外依次为浅染的黏膜下层、红色的肌层和浅染的外膜。

低倍镜观察（图 14-6）：分清胃壁的四层结构。

（1）黏膜

1）上皮：为单层柱状上皮。上皮向下凹陷形成胃小凹。上皮主要由表面黏液细胞组成，该细胞呈柱状，椭圆形细胞核位居基部，顶部胞质充满黏原颗粒，HE 染色切片上呈浅染的透明区，细胞间分界清楚。上皮深面结缔组织中常见管状结构的各种断面（其组成细胞与柱

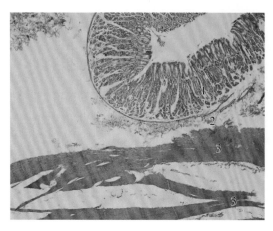

图 14-5　胃（10×4）

1. 黏膜；2. 黏膜下层；3. 肌层

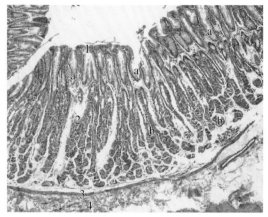

图 14-6　胃黏膜和黏膜下层（10×10）

1. 上皮；2. 固有层；3. 黏膜肌层；4. 黏膜下层；

a. 胃小凹；b. 胃底腺

状细胞相同）。（试思考此为何结构。）

　　2）固有层：为结缔组织，含浆细胞、淋巴细胞、散在的平滑肌细胞和大量的胃底腺。胃底腺是胃黏膜中数量最多、功能最重要的腺体。胃底腺位于胃小凹和黏膜肌层之间，呈管状，腺腔小，不易看见。黏膜肌层薄，由内环行外纵行的两层平滑肌组成。

　　（2）黏膜下层：为致密结缔组织，含较大的血管、淋巴管及黏膜下神经丛。

　　（3）肌层：较厚，由内斜行、中环行、外纵行的三层平滑肌组成。

　　（4）外膜：系浆膜，由疏松结缔组织和外表面的间皮构成。

　　高倍镜观察（图 14-7）：胃底腺由五种腺细胞组成。

　　1）壁细胞（parietal cell）：又称泌酸细胞（oxyntic cell）多位于胃底腺的上半部，细胞体积较大，呈圆形或三角形；核呈圆形，染色深，居中，常有双核，胞质强嗜酸性，呈均质红色。

　　2）主细胞（chief cell）：又称胃酸细胞（zymogenic cell）数量多，主要分布于胃底腺的下半部。细胞呈柱状；核呈圆形，位于基部；基部胞质强嗜碱性，呈紫蓝色，顶部胞质内含大量酶原颗粒，由于制片过程中被溶解而使该部呈泡沫状。该细胞具有典型的蛋白质分泌细胞的超微结构特点。

　　3）颈黏液细胞：数量少，位于腺顶部。细胞呈柱状或杯状。细胞核呈扁圆形或三角形，位于基底部；核上方胞质充满黏原颗粒，HE 染色切片浅淡。

　　4）内分泌细胞和干细胞：在 HE 染色切片上不易区分。

　　3. 小肠（切片号 8　回肠　HE 染色）

　　肉眼及放大镜观察（图 14-8，图 14-9）：标本为回肠横切面，管腔不规则，管壁较厚，由内向外依次为紫蓝色的黏膜、浅红色的黏膜下层、红色的肌层和浅红色外膜。黏膜和黏膜下层突向管腔形成皱襞。

　　低倍镜和高倍镜观察：

　　（1）黏膜（图 14-10）

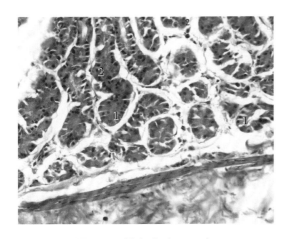

图 14-7 胃底腺 (10×40)

1. 主细胞；2. 壁细胞

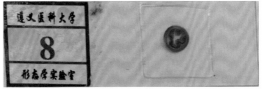

图 14-8 小肠肉眼观

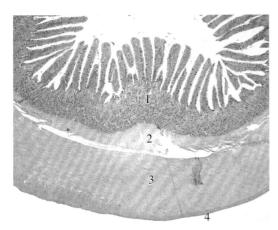

图 14-9 小肠 (10×4)

1. 黏膜；2. 黏膜下层；3. 肌层；4. 外膜

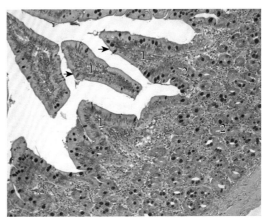

图 14-10 小肠黏膜 (10×40)

1. 小肠绒毛；2. 小肠腺；→ 纹状缘

1）上皮：为单层柱状上皮，主要由高柱状的吸收细胞构成，细胞核呈椭圆形，位于基部；游离面有薄层红色线状结构为纹状缘。吸收细胞间夹有少量杯状细胞，其顶部胞质内充满黏原颗粒，被染成紫蓝色或空泡状。（请思考为什么。）

2）固有层：为细密结缔组织，含大量小肠腺、丰富的毛细血管、弥散淋巴组织或淋巴小结。

小肠黏膜具有特征性的结构：小肠绒毛和小肠腺。

A．小肠绒毛：在小肠黏膜表面，为上皮和固有层共同突向肠腔形成的叶片状结构，其表面被覆单层柱状上皮；绒毛中轴为固有层结缔组织，其中含有毛细血管、中央乳糜管和管周围散在的平滑肌细胞。中央乳糜管即毛细淋巴管，位于绒毛的中央，管腔较大，管壁由单层内皮构成，但标本上不易看到。

游离在肠腔内的团状结构是绒毛的横切面。

B．小肠腺：为单管状，开口于相邻绒毛之间的肠腔，腺上皮与绒毛上皮相连，细胞构成除了吸收细胞、杯状细胞外，小肠腺底部还有成群分布的小肠腺特征性细胞——帕内特细胞；内分泌细胞和干细胞，但标本上不易看到。

3）黏膜肌层：为内环行、外纵行两层平滑肌。

（2）黏膜下层：为致密结缔组织，含较大的血管、淋巴管及黏膜下神经丛。

（3）肌层：为内环行、外纵行两层平滑肌。（请思考在横切面上各为何种切面。）

（4）外膜：为薄层疏松结缔组织和间皮构成的浆膜。

※（二）观察电镜照片

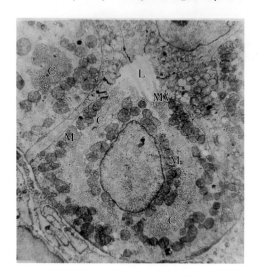

图 14-11　壁细胞超微结构

1. 壁细胞超微结构

示教照片（图 14-11）所示为胃腺的壁细胞。中央为一壁细胞，呈锥形，其顶部朝向腺腔（L），基部位于基膜上。顶面细胞膜向胞质内凹陷，形成细胞内分泌小管（C），其管腔内充满微绒毛（MV）。此外，壁细胞内还可见到大量线粒体（M）。

2. APUD 细胞超微结构

示教照片（图 14-12）所示为小肠上皮，中央可见 APUD 细胞，夹在柱状上皮细胞之间，其基部位于基膜（bm）上，细胞内有一细胞核（N）和许多膜被分泌颗粒，大部分集中在核的下方，即细胞基底部，此乃 APUD 细胞的形态特征之一。

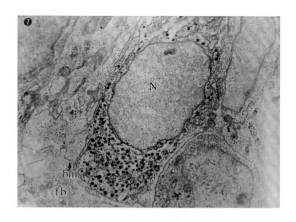

图 14-12　APUD 细胞超微结构

思考题

1. 比较胃黏膜与小肠黏膜的异同点。

2. 小肠绒毛与小肠腺相比，二者有何特点？

3. 能够扩大小肠吸收面积的结构有哪些？它们的组成、结构特点有哪些？

（陈　伟）

15 消 化 腺

消化腺（digestive gland）包括大消化腺（即三对大唾液腺、胰腺和肝），以及分布于消化管壁内的许多小消化腺。大消化腺是实质性器官，也是外分泌腺，包括由腺细胞形成的分泌部和上皮形成的导管，分泌物经导管排入消化管，对食物进行化学性消化。

一、目的要求

1. 掌握肝的光镜、超微结构。
2. 熟悉肝门管区的位置和组成。
3. 掌握胰腺的光镜结构。

二、实验内容

（一）光镜观察切片

1. 肝（切片号 25　肝　HE 染色）

肉眼及放大镜观察（图 15-1，图 15-2）：标本染紫红色处为实质，染色浅的区域为门管区。

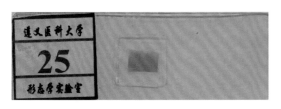

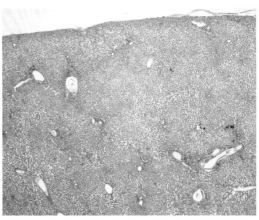

图 15-1　肝肉眼观　　　　　　　　　　图 15-2　肝（10×4）

　　低倍镜观察（图 15-3）：反复地观察整张切片，认清肝小叶的轮廓。（注意：猪的肝小叶因其周围结缔组织较多而分界明显；人肝因相邻肝小叶之间结缔组织很少，常连成一片，分界不清）。几个相邻肝小叶之间的结缔组织区域为门管区。

　　（1）肝小叶：为呈不规则的多边形结构，HE 染色切片上肝小叶由中央静脉和四周大量的放射状排列的肝细胞索、肝血窦组成。依次观察：

　　1）中央静脉：位于肝小叶的中轴，管腔较大，一般为圆形或不规则形，管壁薄且不完整，可见肝血窦的开口。

　　2）肝细胞索：从中央静脉向四周观察，有呈放射状、单层排列成行的肝细胞索，切面上肝细胞索分支吻合成网。

　　3）肝血窦：为位于肝索之间的不规则裂隙，与中央静脉相通。

　　（2）肝门管区：位于相邻肝小叶之间的疏松结缔组织区域为门管区。

　　（3）小叶下静脉：肝小叶间结缔组织——非门管区内，仅含一条单独走行的小静脉，管径较中央静脉大，管壁完整，系中央静脉汇合后形成的小叶下静脉。

　　高倍镜观察（图 15-4）：

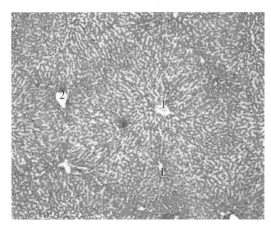

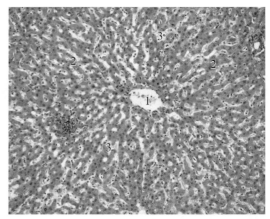

图 15-3　肝实质（10×10）　　　　　　　图 15-4　肝小叶（10×40）

1. 肝小叶；2. 门管区　　　　　　　1. 中央静脉；2. 肝细胞索；3. 肝血窦

　　（1）肝细胞：肝细胞体积较大，呈多边形，核圆而大，染色浅，可见核仁，双核细胞多见；胞质呈嗜酸性，内含弥散的嗜碱性团块。

　　（2）肝血窦：位于分支吻合成网的肝索之间，肝血窦的腔较大且不规则，窦壁由内皮细胞组成，切片中见内皮细胞多为梭形，核呈扁圆形。在血窦腔内除血细胞外，还可见一种体积较大，形态不规则，核多为卵圆形，胞质嗜酸性染色较红的细胞，为肝巨噬细胞。

　　（3）胆小管和窦周隙在 HE 染色标本上不易观察到。

　　（4）肝门管区（图 15-5）：是位于相邻肝小叶之间呈三角形或椭圆形的疏松结缔组织小区，每个肝小叶周围有 3 ~ 4 个门管区。内有三种管道：

　　1）小叶间动脉：管径较小，管壁较厚，有数层平滑肌。

　　2）小叶间静脉：壁薄、腔较大且不规则。

　　3）小叶间胆管：管壁由单层立方上皮或单层柱状上皮构成。

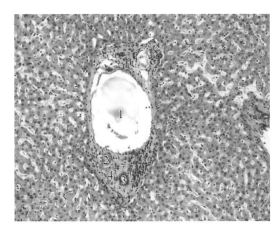

图 15-5 肝门管区（10×40）

1. 小叶间静脉；2. 小叶间动脉；3. 小叶间胆管；4. 结缔组织

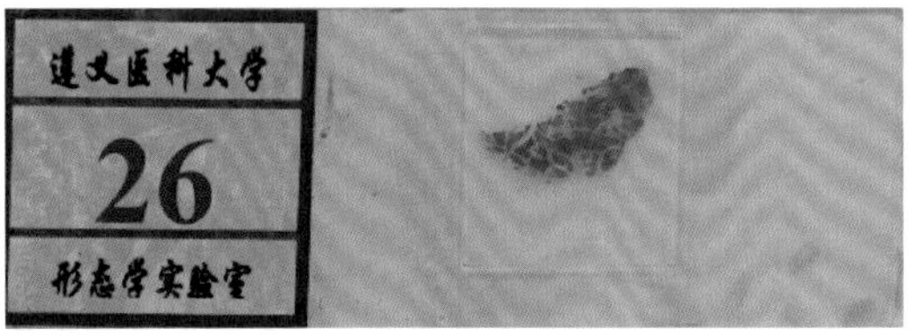

图 15-6 胰腺肉眼观

2. 胰腺（切片号 26 胰腺 HE 染色）

肉眼及放大镜观察（图 15-6，图 15-7）：胰腺由许多紫红色小块即胰腺小叶组成。

低倍镜观察（图 15-8）：胰腺表面有薄层结缔组织被膜，被膜伸入腺体内将腺分为许多胰腺小叶。小叶内有许多紫红色的细胞团——胰腺腺泡及单层立方上皮构成的管道——导管，二者组成胰腺的外分泌部。腺泡间可见散在的大小不等的浅染细胞团，为胰腺的内分泌部，即胰岛。

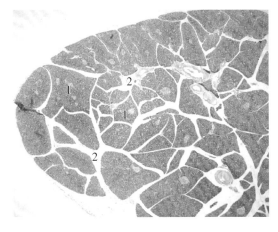

图 15-7 胰腺（10×4）

1. 胰腺小叶；2. 小叶间隔

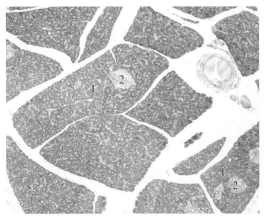

图 15-8 胰腺小叶（10×10）

1. 外分泌部；2. 内分泌部（胰岛）

高倍镜观察（图 15-9）：

（1）外分泌部：由胰腺腺泡和导管组成。

1）胰腺腺泡：为浆液性腺泡，由锥体形的浆液性细胞组成，细胞核呈圆形，呈深紫色，位于基部；基部胞质嗜碱性，呈紫蓝色，顶部胞质内充满嗜酸性的酶原颗粒，故染色较红。腺泡腔小而不规则，腔面常见泡心细胞，较小，呈扁平或立方形；胞质染色很浅，不易观察，常见其胞核呈圆形或卵圆形。

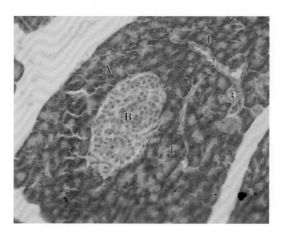

图 15-9　胰腺外分泌部和内分泌部（10×40）
A 外分泌部；B 胰岛；1. 胰腺腺泡；2. 闰管；3. 小叶内导管

2）导管：闰管管径细，管腔小，管壁薄，由单层扁平或单层低立方上皮组成，与泡心细胞相连，向外续连小叶内导管。小叶内导管管径较粗，管壁为单层立方上皮。小叶间的结缔组织内有由单层立方上皮或单层柱状上皮形成的小叶间导管。

（2）胰岛：为分布于胰腺腺泡之间的内分泌细胞团。HE 染色浅，大小不等，形态不一，周围有少量结缔组织与腺泡分隔。胰岛细胞多呈索状或团状排列，细胞呈圆形、椭圆形或多边形；核呈圆形，位于细胞中央；胞质一般染浅红色。HE 染色不能区分胰岛细胞的四种类型。在胰岛细胞团、索之间可见较多有孔毛细血管。

※（二）观察电镜照片

1. 窦周隙

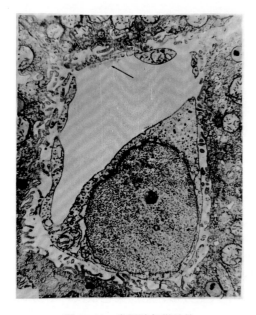

图 15-10　窦周隙超微结构

示教照片（图 15-10）所示中央为肝血窦，窦壁由非连续型内皮细胞构成，其上有小孔；在肝血窦腔内可见一肝巨噬细胞（Kupffer cell），呈三角形，约占肝血窦腔的 1/2。外周部分为肝细胞的部分切面，在肝细胞和血窦壁内皮之间可见较窄的腔隙，即窦周隙。其内可见肝细胞表面向窦周隙伸出的许多微绒毛。（请思考其功能意义何在。）

2. 胆小管

示教照片（图 15-11）左上角为一个肝细胞的部分切面，右下角为另一个肝细胞的部分切面，箭头所指部位为两个肝细胞间的紧密连接。M 为线粒体；Ly 为溶酶体；BC 为两个相邻肝细胞间胆小管的横切面，腔内可见肝细胞的胆小管面有许多微绒毛伸入小管腔内。

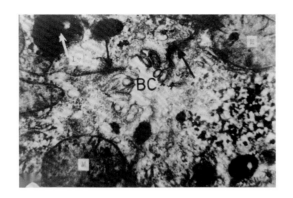

图 15-11 胆小管超微结构

思考题

1．试述肝小叶的组成及其结构特点。
2．试述胰腺内、外分泌部的结构特点与功能。

（陈　伟）

16 呼吸系统

呼吸系统（respiratory system）包括鼻、咽、喉、气管、支气管和肺。从叶支气管到终末细支气管是气体通道，起传导气体的作用，称肺导气部；从呼吸性细支气管以下各段均为肺泡，是气体交换的部位，称为肺呼吸部。

一、目的要求

1. 熟悉气管的光镜结构。
2. 掌握肺呼吸部的光镜结构和肺泡的超微结构。
3. 熟悉肺导气部的光镜结构。

二、实验内容

（一）光镜观察切片

1. 气管（切片号 28　气管　HE 染色）

肉眼及放大镜观察（图 16-1，图 16-2）：标本为气管横切片，管腔的内表面染成紫蓝色，为黏膜层，其外是染色较浅的黏膜下层，最外层为外膜，其中有染成紫蓝色的"C"形透明软骨环。

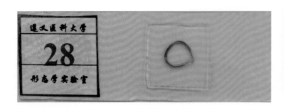

图 16-1　气管肉眼观

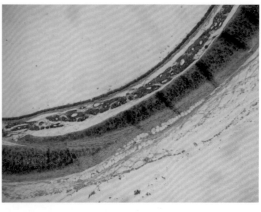

图 16-2　气管（10×4）

低倍镜观察（图 16-3）：气管壁由内向外分为黏膜、黏膜下层和外膜。

高倍镜观察：

（1）黏膜（图 16-4）：上皮是假复层纤毛柱状上皮，纤毛细胞之间有少量杯状细胞。纤毛细胞游离面的纤毛清晰可见。上皮深面为固有层，为疏松结缔组织，含有较多纵行的弹性纤维，被横断的为点状，呈红色且折光性强；还可见血管、神经、淋巴组织及气管腺导管。

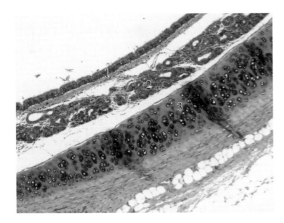

图 16-3 气管（10×10）
1. 黏膜；2. 黏膜下层；3. 外膜

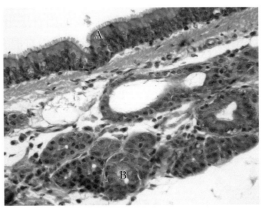

图 16-4 气管黏膜（10×40）
A. 假复层纤毛柱状上皮；B. 气管腺（混合性腺）

（2）黏膜下层：为疏松结缔组织，与固有层和外膜无明显界线。其中分布有较多的气管腺（混合性腺），有时可见腺导管穿过黏膜通入气管腔。

（3）外膜：较厚，最明显的结构是"C"形的透明软骨环，呈紫蓝色，其表面是致密结缔组织构成的软骨膜。软骨环缺口处为气管膜性部，其内可见弹性纤维组成的韧带、平滑肌束和气管腺。

2．肺（切片号 29　肺　HE 染色）

肉眼及放大镜观察（图 16-5，图 16-6）：切片呈蜂窝状结构，其中有少数管腔大、壁较厚的管状结构，为血管或小支气管的断面。

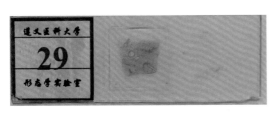

图 16-5 肺肉眼观

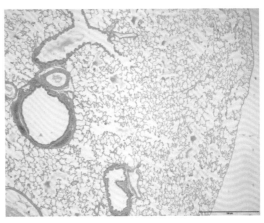

图 16-6 肺（10×4）

低倍镜和高倍镜观察（图16-7）：肺实质由大量壁薄、形状不规则的囊状肺泡和大小不等、结构不同的肺内支气管各级分支组成。肺间质是分布于肺泡和各级支气管之间的结缔组织。肺实质可分为导气部和呼吸部。

（1）导气部

1）叶支气管至小支气管（图16-8）：管腔大，管壁厚且完整；随逐级分支管径逐渐变小，管壁逐渐变薄；杯状细胞、混合腺及软骨片逐渐减少。黏膜层由假复层纤毛柱状上皮和富含弹性纤维、不成层平滑肌束的固有层组成。上皮中可见杯状细胞，固有层中含有弥散淋巴组织。黏膜下层的疏松结缔组织中有混合腺。外膜中有较多软骨片。

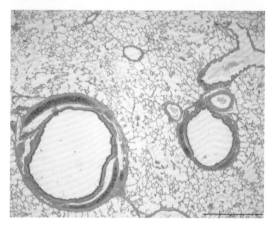

图16-7 肺实质（10×10）

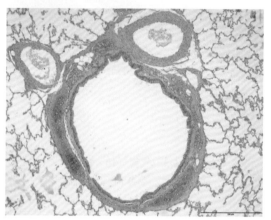

图16-8 肺小支气管（10×20）

2）细支气管（图16-9）：管壁较薄，分层不明显。高倍镜下观察到上皮由假复层纤毛柱状上皮渐变成单层纤毛柱状上皮，杯状细胞、混合腺及软骨片均很少或消失，而环行平滑肌束更为明显，黏膜常形成皱襞。

3）终末细支气管（图16-10）：管径更小，管壁更薄，黏膜常呈现很多皱襞。高倍镜下，管壁上皮为单层柱状上皮；杯状细胞、混合腺和软骨片全部消失；平滑肌增多，形成完整的环行层，演变为肌性管道。

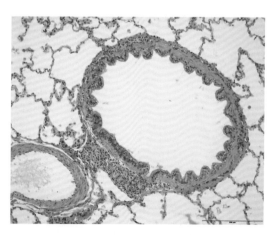

图16-9 肺细支气管（10×20）

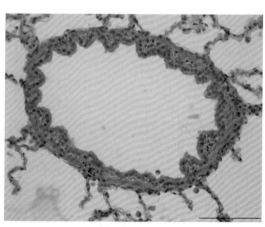

图16-10 肺终末细支气管（10×40）

（2）呼吸部（图 16-11，图 16-12）：

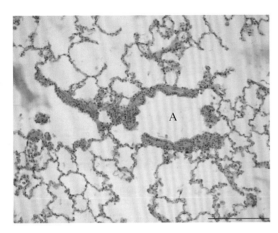
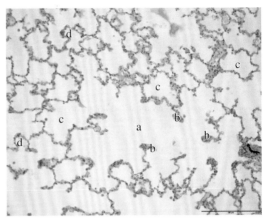

图 16-11 肺呼吸部（10×40）
A. 呼吸性细支气管

图 16-12 肺呼吸部（10×40）
a. 肺泡管；b. 结节状膨大；c. 肺泡囊；d. 肺泡

肺泡开口处上皮移行为单层扁平上皮，上皮下有少量环行平滑肌纤维。

1）肺泡管：是呼吸性细支气管的分支，其壁上的肺泡开口增多，以至于管壁极不完整，在切片上呈现为一系列相邻肺泡开口间有大小不等的结节状膨大，表面为单层立方或扁平上皮，其内含有少量被横切的环行平滑肌束。

2）肺泡囊：位于肺泡管末端，是若干肺泡共同开口处，没有结节状膨大。

3）肺泡：为大小不等、形状不规则的囊泡状结构，肺泡壁很薄，覆盖有肺泡上皮和基膜。肺泡上皮分为两种：

Ⅰ型肺泡细胞：为单层扁平细胞，光镜下不易分辨。

Ⅱ型肺泡细胞：是分布于Ⅰ型肺泡细胞之间的圆形或多边形细胞，胞核呈卵圆形，胞质染色浅。

（3）肺泡隔：是相邻肺泡间的薄层结缔组织，富含毛细血管、弹性纤维、肺巨噬细胞和淋巴细胞。

（4）肺巨噬细胞：位于肺泡隔或肺泡腔内，细胞大，核小，胞质呈嗜酸性，如吞噬有黑色尘粒，则称为尘细胞，由于胞质内沉积大量吞噬的灰尘颗粒，致使细胞轮廓不清。

※（二）观察电镜照片

1. 肺泡隔

示教照片（图 16-13）所示为肺泡上皮与肺泡隔内毛细血管的关系。中央可见 3 个肺泡腔的切面（L）及位于肺泡隔内的 3 个毛细血管（cap）。中央的 1 个肺泡腔狭长，其右上角处有 1 个尘细胞（D），左下角可见Ⅱ型肺泡细胞（Ⅱ），细胞核清晰。Ⅰ型肺泡细胞（Ⅰ）极薄，此处未切经细胞核。请注意照片右侧的毛细血管（管腔内有一红细胞）与相邻的肺泡上皮间的关系（两个箭头之间），可见Ⅰ型肺泡细胞（深暗）及毛细血管内皮之间各具有一层基膜（浅淡），已靠拢融合，这些结构共同组成气血屏障，此结构无结缔组织，它是气体交换所必须通过的薄层结构。

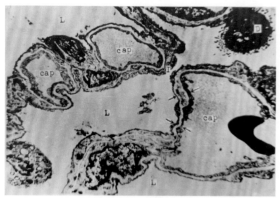

图 16-13 肺泡隔超微结构

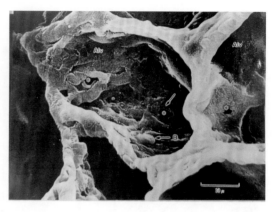

图 16-14 肺泡的超微结构

2. 肺泡孔

示教照片（图 16-14）中央可见一轮廓完整的肺泡（Alv），其周围是肺泡隔。
※ 处为肺泡孔，直径一般为 10 ~ 15 μm，B 为 Ⅱ 型肺泡细胞。

思考题

1. 试述光镜下气管上皮的结构特点。光镜下观察杯状细胞的胞体在有些切片染色浅，有些切片染色深，这是为什么呢？

2. 简述光镜下肺导气部管壁的变化特点。

3. 肺呼吸部的共同特点是什么？光镜下如何区别肺呼吸部各个构成部分？

（陆　祥）

17 泌尿系统

泌尿系统（urinary system）包括肾、输尿管、膀胱和尿道。肾是人体主要的排泄器官，以产生尿液的方式排出体内的代谢废物，对人体的水盐代谢和离子平衡起调节作用，以维持机体内环境稳定。此外，肾还能分泌肾素、前列腺素和促红细胞生成素等多种生物活性物质。输尿管、膀胱和尿道分别为输尿、贮尿、排尿器官。

一、目的要求

1. 掌握肾小体、肾小管各段的光镜结构。
2. 掌握近曲小管及远曲小管上皮细胞的光镜结构、滤过屏障的超微结构。
3. 熟悉球旁复合体各部分的结构。
4. 了解集合管的光镜结构。

二、实验内容

（一）光镜观察切片

1. 肾（切片号2 肾 HE 染色）

肉眼观察（图 17-1）：肾是实质性器官。标本为肾的部分剖面，一侧圆凸，边缘部染色较深，呈深红色，为皮质，内含散在分布的圆点状肾小体。其深面染色较浅的呈倒三角形部分，为髓质。

低倍镜观察（图 17-2，图 17-3）：肾表面有致密结缔组织形成的被膜。被膜下为肾实质，主要由大量泌尿小管组成；区分皮质和髓质，位于浅层染色较深的为皮质，其深面染色较浅的为髓质，皮质和髓质的交界处可见弓形血管的断面（皮质、髓质的分界标志）。泌尿小管间为肾间质，其含少量结缔组织、血管和神经。

（1）皮质：肾皮质包括皮质迷路和髓放线两部分。

1）髓放线：在皮质部可见由许多纵切的上皮小管构成的髓放线，由近直小管、远直小管和集合管组成，小管多为纵切面或斜切面。

2）皮质迷路：髓放线之间的部分为皮质迷路，其内可见许多呈球形小体的肾小体，肾小体周围为近曲小管和远曲小管的断面。

（2）髓质：移动标本向深面观察，主要为肾小管及集合小管的断面而无肾小体的部分，

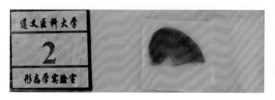

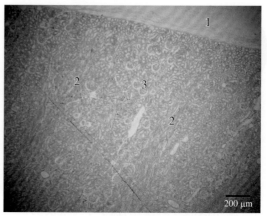

图 17-1　肾肉眼观

图 17-2　肾被膜和皮质（10×4）

1．被膜；2．髓放线；3．皮质迷路

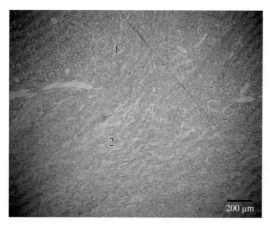

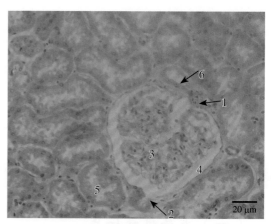

图 17-3　肾皮质和髓质（10×4）

1．皮质；2．髓质

图 17-4　肾小体（10×40）

1．血管极；2．尿极；3．血管球；4．肾小囊腔；

5．近曲小管；6．致密斑

即为髓质，其包括近直小管、细段、远直小管和集合管及少量结缔组织。

高倍镜观察：

（1）肾小体（图 17-4）：散在分布于皮质内，由血管球和肾小囊组成。肾小体有两极，微动脉出入处为血管极，与近曲小管相连的是尿极。

1）血管球（又称肾小球）：为由入球小动脉的袢状毛细血管盘曲而成的球形毛细血管团，位于肾小囊内。

2）肾小囊：包绕血管球的双层囊，脏层是有突起的足细胞紧贴于血管球的毛细血管外，光镜下外形不易分辨。壁层为单层扁平上皮，在血管极处与脏层相连续，在尿极处与近端小管相接。脏层与壁层之间的腔隙是肾小囊腔。

3）血管系膜（又称球内系膜）：连接于血管球毛细血管之间，主要由球内系膜细胞和系膜基质组成。光镜下，足细胞、内皮细胞和球内系膜细胞不易区分，从细胞核的着色看，球内系膜细胞最深，内皮细胞次之，足细胞最浅。

（2）肾小管（图17-5，图17-6）：管壁由单层上皮围成，上皮外为基膜及少量结缔组织。

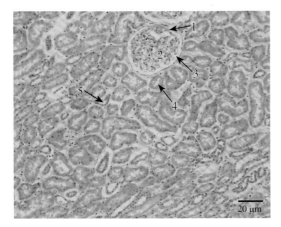 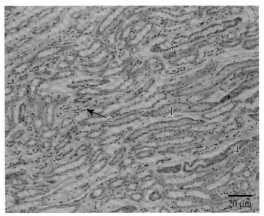

图 17-5　肾小管（10×40）
1. 血管极；2. 血管球；3. 肾小囊腔；
4. 近曲小管；5. 远曲小管

图 17-6　肾髓质（10×40）
1. 近直小管；2. 细段；3. 远直小管；4. 集合管

1）近端小管：分曲部（近曲小管）和直部（近直小管），位于皮质迷路内。近曲小管粗、长，迂曲蟠行于肾小体周围，故小管断面数目较多。近端小管的结构特点包括管腔较小、不规则，管壁厚，为单层立方上皮或锥形上皮细胞，分界不明显。胞质呈嗜酸性，染色较红。细胞核呈圆形，位于近基底部。上皮细胞游离面可见刷状缘，细胞基部可见基底纵纹。近端小管直部位于髓放线和髓质内，结构与近曲小管相似。

2）远端小管：分直部（远直小管）和曲部（远曲小管）。远曲小管位于皮质迷路内、肾小体周围。因管道较短且不如近曲小管迂曲，故远曲小管断面数目比近曲小管少。结构特点为管腔较大而规则，管壁薄，由单层立方上皮构成，腔面整齐。细胞核数量较多，排列较密，靠近管腔。胞质染色较浅，细胞分界较清楚。游离面无刷状缘，基底纵纹明显。

3）细段：位于皮质和髓质交界处或髓质内。管径小，管壁薄，由单层扁平上皮组成，结构类似于毛细血管，但上皮细胞较内皮细胞厚，管腔稍大，其内无血细胞，应注意区别。

（3）集合管：位于髓质部及髓放线内。管径粗，管腔大，管壁为单层立方或低柱状上皮。上皮细胞核排列整齐，胞质浅染清亮，细胞界线清楚。

（4）球旁复合体

1）致密斑：在远端小管靠近肾小体血管极的一侧，管壁上皮细胞增高变窄，排列紧密，细胞核染色较深，呈椭圆形，近细胞顶部。（请思考它有什么功能。）

2）球外系膜细胞（极垫细胞）：为肾小体血管极三角区内的一群细胞，此标本仅能见其细胞核。

（5）肾间质：髓质中成纤维细胞因形态和功能较特殊，称为间质细胞，细胞呈不规则形或星形，其长轴与肾小管或集合管垂直。

2. 膀胱（切片号 39　膀胱　HE 染色）

肉眼及放大镜观察（图17-7，图17-8）：此切片上有 2 个组织块，较厚的一块为空虚状态下的膀胱切片；较薄的为充盈状态下的膀胱切片。

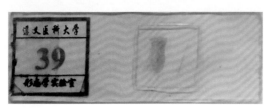

图 17-7　膀胱肉眼观

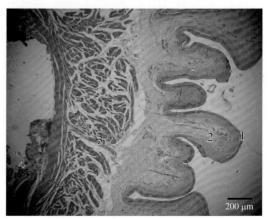

图 17-8　膀胱空虚状态（10×4）

1. 变移上皮；2. 固有层；3. 肌层；4. 外膜

低倍镜观察：膀胱壁分为 3 层，由内向外依次为黏膜、肌层和外膜。黏膜有许多皱襞，膀胱充盈时皱襞减少或消失；黏膜层由上皮（为变移上皮）和固有层组成。肌层由内纵行、中环行和外纵行三层平滑肌组成。外膜大部分为纤维膜，由疏松结缔组织构成，膀胱顶部为浆膜。

高倍镜观察（图 17-9，图 17-10）：当膀胱空虚时，变移上皮有 5 ～ 8 层，上皮表层为一层盖细胞，盖细胞体积较大，呈立方形。膀胱充盈时，上皮变薄，仅有 2 ～ 3 层细胞。

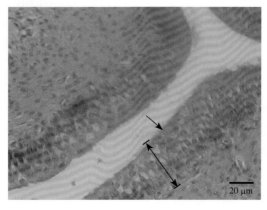

图 17-9　膀胱空虚状态（10×40）

箭头所指为盖细胞，双箭头线段区域为变移上皮

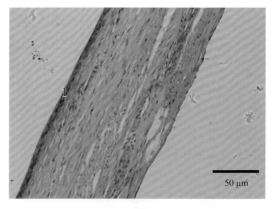

图 17-10　膀胱充盈状态（10×20）

1. 变移上皮

※（二）观察电镜照片

1. 肾小体及肾小管

示教照片（图 17-11 小图）为肾透射电镜照片，放大倍数低（约几百倍），目的是显示肾小体及其周围的肾小管全貌。照片中 1 为血管极，2 为尿极，3 为血管球，4 为肾小囊腔，

5 为肾小囊连通近曲小管的入口，6 为近曲小管管腔。

示教照片（图 17-11 大图）是上一标本的近曲小管横切面，放大约几千倍，显示近曲小管横切面的全貌。照片中 1 为近曲小管管腔，2 为近曲小管上皮细胞核，3 为微绒毛，4 为顶浆小泡，5 为线粒体，6 为次级溶酶体，7 为近曲小管周围的毛细血管。

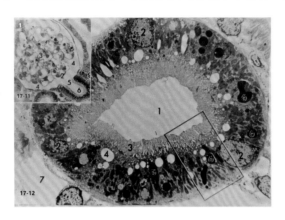

图 17-11　肾小体及肾小管超微结构

示教照片（图 17-12）是图 17-11 中长方形框区域的放大。照片中 1 为近曲小管管腔，2 为微绒毛（即光镜下所见的刷状缘），3 为顶浆小管（为相邻微绒毛根部的上皮细胞膜下陷于胞质内所形成的小管），4 为连接复合体，5 为顶浆小泡（为散在于顶部细胞质的有膜包绕的小泡，属于一种吞饮小泡），6 为线粒体，其长轴与细胞基底面垂直，彼此平行排列，7 为微体，8 为初级溶酶体，9 为次级溶酶体，10 为细胞核，11 为基膜，12 为质膜内褶，13 为毛细血管的有孔内皮。

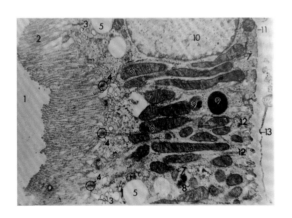

图 17-12　近曲小管管壁超微结构

2．上皮细胞质膜内褶

示教照片（图 17-13）为肾远曲小管透射电镜照片，此照片仅显示肾远曲小管上皮细胞基部的一部分。照片中 Capillary Lumen 为远曲小管周围的毛细血管管腔，实心短箭头示内皮细胞上的孔；Basal Lamina 为基膜；Fold 为质膜内褶，系上皮细胞基底面质膜内陷折叠而成，质膜内褶之间的细胞质中有许多线粒体，其长轴垂直于细胞的基底面。

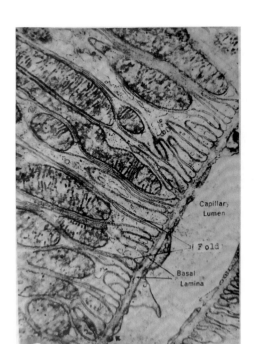

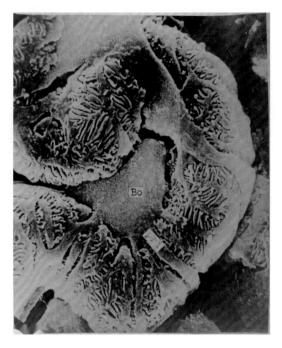

图 17-13　上皮细胞质膜内褶超微结构　　　　图 17-14　肾小体的足细胞超微结构

3．肾小体的足细胞

示教照片（图 17-14）为肾扫描电镜照片，为肾血管球一条毛细血管的表面观，主要显示足细胞的形态。足细胞即组成肾小囊脏层的细胞，是一种有突起的细胞。

照片中 Bo 为足细胞的胞体；Pri 为初级突起，可见次级突起贴附于毛细血管表面，相邻次级突起呈指状交叉，相邻次级突起间的缝隙即为裂孔。

4．肾小体滤过膜

示教照片（图 17-15）放大约 20 万倍，仅显示肾小体滤过屏障。该屏障由有孔毛细血管内皮、基膜、足细胞裂孔膜三者组成。

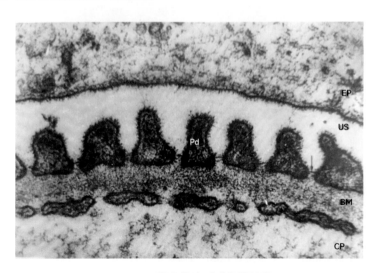

图 17-15　肾小体滤过膜超微结构

照片中 Ep 为足细胞胞体的一部分，US 为肾小囊腔，Pd 为足细胞次级突起，BM 为基膜，En 为毛细血管内皮细胞，CP 为血管球的毛细血管管腔，箭头所指为裂孔，可见裂孔由一层薄的隔膜（裂孔膜）所封闭。

思考题

1. 联系原尿形成过程，试述肾小体的结构。
2. 试述肾小管各段的结构特点及其与原尿成分重吸收的关系。

（柳琼友）

18 男性生殖系统

男性生殖系统（male reproductive system）由睾丸、生殖管道、附属腺及外生殖器组成。睾丸是产生精子和分泌雄激素的器官。生殖管道具有促进精子成熟，营养、贮存和运输精子的作用。附属腺包括精囊、尿道球腺和前列腺。附属腺与生殖管道的分泌物共同构成精浆，精浆与精子构成精液。

一、目的要求

1. 掌握生精上皮各级生精细胞、支持细胞及睾丸间质细胞的光镜结构。
2. 熟悉附睾的光镜结构。
3. 了解前列腺的光镜结构。

二、实验内容

光镜观察切片

1. 睾丸 （切片号 36 睾丸 铁苏木精染色或 HE 染色）

肉眼观察（图 18-1）：标本为睾丸的部分切面，铁苏木精染色呈灰蓝色，HE 染色切片呈红色。其一侧较致密，染色较深，为睾丸白膜。白膜深面染色较浅的部分为睾丸实质。

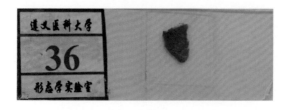

图 18-1 睾丸肉眼观（HE 染色）

低倍镜观察（图 18-2）：

（1）睾丸白膜：位于睾丸表面，由致密结缔组织构成，较厚。

（2）睾丸实质：白膜深面为睾丸实质，可见许多生精小管的断面和生精小管之间的睾丸间质。

1）生精小管：性成熟期男性的生精小管中央为管腔，管壁由生精上皮构成，是特殊的复层上皮，上皮基膜外侧有胶原纤维及梭形的肌样细胞。

2）睾丸间质：为疏松结缔组织，内含丰富的血管和淋巴管。间质内可见成群分布的睾丸间质细胞。

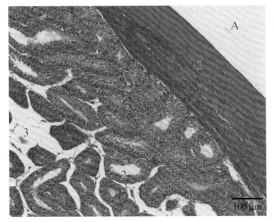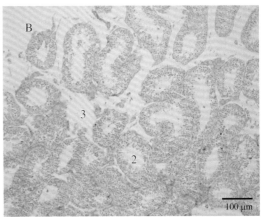

图 18-2　睾丸 HE 染色（A）和铁苏木精染色（B）（10×10）
1. 白膜；2. 生精小管；3. 睾丸间质

高倍镜观察（图 18-3）：

生精小管由生精上皮围成，生精上皮由支持细胞和 5 ～ 8 层生精细胞组成。上皮外有薄层的基膜。

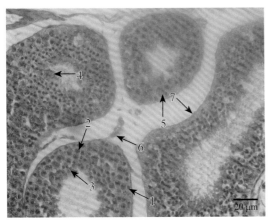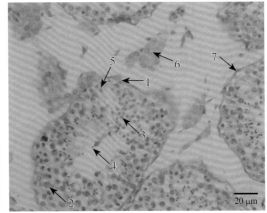

图 18-3　睾丸 HE 染色（10×40）睾丸铁苏木精染色（10×40）
1. 精原细胞；2. 初级精母细胞；3. 精子细胞；4. 精子；5. 支持细胞；6. 睾丸间质细胞；7. 肌样细胞

（1）生精细胞：为一系列大小不等、处于不同发育阶段的生精细胞，由基底到腔面依次为精原细胞、初级精母细胞、次级精母细胞、精子细胞和精子。

1）精原细胞：紧贴基膜，圆形或椭圆形。A 型精原细胞的细胞核呈卵圆形，染色深，核中央常见浅染的小泡。B 型精原细胞核呈圆形，细胞核周围有较粗的染色质颗粒，核仁位于中央。

2）初级精母细胞：位于精原细胞近腔侧，圆形，体积较大，胞质浅染，核大而圆，呈丝球状，染色体清晰可见。

3）次级精母细胞：更靠近腔面。细胞体积较初级精母细胞小，核小而圆。由于其存在时间很短，故在生精小管切面中不易见到。

4）精子细胞：位于近腔面，数量多，细胞体积小，核圆形，染色较深，细胞不再分裂。

5）精子：位于管腔面，呈蝌蚪状，头部呈深灰蓝色，头部正面观呈卵圆形，侧面观呈梨形，尾部不明显。

（2）支持细胞：散在于生精细胞之间，数量较少，细胞呈不规则高锥体形，光镜下细胞轮廓不清，细胞核呈三角形或卵圆形、染色浅、核仁明显。因支持细胞轮廓不清，故通常根据其核的特点来辨认。

（3）睾丸间质细胞：位于生精小管间的睾丸间质内。睾丸间质细胞常成群分布，呈圆形或多边形，细胞核大而圆，核仁明显，细胞质嗜酸性。

2．附睾（切片号 38 附睾　HE 染色）

肉眼及放大镜观察（图 18-4，图 18-5）：标本为附睾的部分切面，染成红色，由许多小管构成。

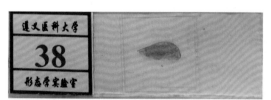

图 18-4　附睾肉眼观

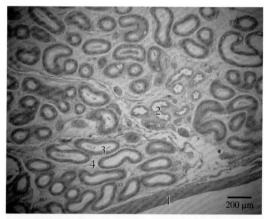

图 18-5　附睾（10×4）

1. 被膜；2. 输出小管；3. 附睾管；4. 结缔组织

低倍镜观察（图 18-6）：附睾的实质由两类管道组成，管径较大，腔面整齐，管壁较厚的是附睾管；管径较小，腔面起伏不平的为输出小管。附睾头部由输出小管和附睾管组成，附睾体部和尾部由附睾管组成。小管间有少量疏松结缔组织。

高倍镜观察：

（1）输出小管：管壁上皮由高柱状纤毛细胞和低柱状细胞相间排列而成，故腔面不整齐。上皮外的结缔组织中含薄层环行平滑肌。

（2）附睾管：腔面平整规则，腔内常有许多精子。管壁上皮为假复层纤毛柱状上皮，由主细胞和基细胞组成，主细胞游离面有长而粗的微绒毛（静纤毛）；基细胞矮小，呈锥形，位于上皮深层。上皮外有较多的环行平滑肌和富含血管的疏松结缔组织。

3．前列腺（切片号 37 前列腺　HE 染色）

肉眼观察（图 18-7）：标本为前列腺的部分切面，红色块状。

低倍镜观察（图 18-8）：被膜和支架组织由富含弹性纤维和平滑肌的结缔组织组成。腺

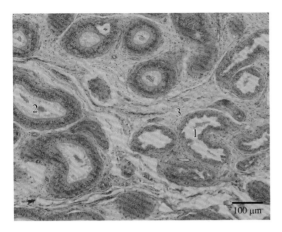

图 18-6 附睾（10×10）

1. 输出小管；2. 附睾管；3. 结缔组织

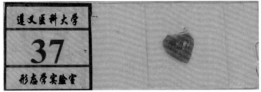

图 18-7 前列腺肉眼观

泡为管泡状，形态、大小不一，腔面不整齐，皱襞多。有的腺泡腔内有分泌物浓缩形成的圆状嗜酸性的板层状小体，称前列腺凝固体。

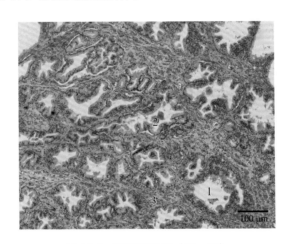

图 18-8 前列腺实质（10×10）

1. 腺泡；2. 前列腺凝固体；3. 结缔组织（含平滑肌纤维）

高倍镜观察：腺分泌部由单层立方、单层柱状或假复层柱状上皮交错构成，故管腔很不规则。

思考题

1. 简述精子发生的主要过程。
2. 试述支持细胞的结构与功能。
3. 试述睾丸间质细胞的结构与功能。

（柳琼友）

19 女性生殖系统

女性生殖系统（female reproductive system）由卵巢、输卵管、子宫、阴道和外生殖器组成。卵巢产生卵细胞，分泌女性激素；输卵管输送生殖细胞，是受精场所；子宫是产生月经和孕育胎儿的器官。

一、目的要求

1. 掌握卵巢的组织结构。
2. 掌握各期卵泡的结构特点及黄体的结构特点。
3. 了解闭锁卵泡和间质腺的结构。
4. 掌握子宫内膜周期性变化各阶段的结构特点。

二、实验内容

光镜观察切片

1. 卵巢（切片号 30 号　卵巢　HE 染色）

肉眼及放大镜观察（图 19-1，图 19-2）：标本呈卵圆形实质性器官。外周结构致密、染色深的区域为皮质，其内有大小不等的泡状结构，中央染色较浅的区域为髓质。

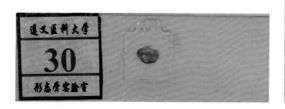

图 19-1　卵巢肉眼观

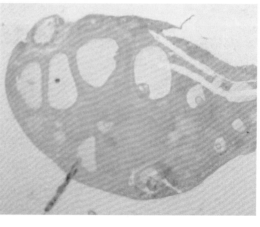

图 19-2　卵巢（10×4）

98

低倍及高倍镜观察：卵巢表面被覆单层立方或单层扁平上皮，其深面为致密结缔组织构成的白膜。卵巢实质分为外周部的皮质和中央的髓质。

皮质：由不同发育阶段的卵泡、黄体、间质腺，以及结缔组织等构成。

（1）卵泡

1）原始卵泡（图 19-3）：数量多，体积小，位于皮质浅层。由外周一层扁平的卵泡细胞围绕中央一个较大的初级卵母细胞构成。初级卵母细胞体积较大；核大而圆，着色浅，核仁、核膜明显；胞质丰富，嗜酸性。

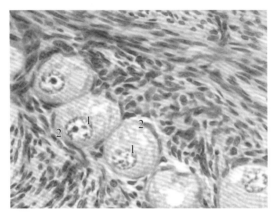

图 19-3 原始卵泡（10×40）
1. 初级卵母细胞；2. 卵泡细胞

2）初级卵泡（图 19-4）：是指由原始卵泡发育而来，从卵泡细胞由单层扁平变为单层立方开始，一直到卵泡腔出现之前的卵泡发育阶段。其位置比原始卵泡深、体积大；与原始卵泡相比，新出现透明带、放射冠和卵泡膜这几个结构，其具体形态变化特点是：

A．卵泡细胞：数量增多，体积增大；形态由单层立方状转为柱状，细胞层数由单层渐变为复层。

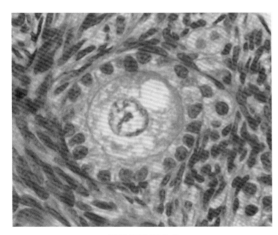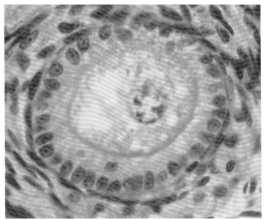

卵泡细胞呈立方　　　　　　　　　　卵泡细胞呈柱状

图 19-4 初级卵泡（10×40）

B．初级卵母细胞：增大。

C．透明带：是一层嗜酸性红色薄膜，位于初级卵母细胞与卵泡细胞之间。

D．放射冠：是一层紧贴透明带的呈放射状排列的柱状卵泡细胞。

E．卵泡膜：是位于卵泡周围的由富含梭形细胞的结缔组织。

3）次级卵泡（图19-5）：是指由初级卵泡发育而来，从卵泡细胞间出卵泡腔开始到接近成熟为止的卵泡发育阶段。其体积更大，新出现卵泡腔、卵丘和颗粒层这几个结构，此阶段结构特点为：

A．初级卵母细胞：继续增大。

B．卵泡腔：卵泡细胞间开始出现腔隙并逐渐融合成一个大的卵泡腔，内含粉红色的卵泡液。

C．卵丘：初级卵母细胞及其周围的透明带、放射冠、部分卵泡细胞一起突向卵泡腔内，形成卵丘。

D．颗粒层：除参与形成卵丘的颗粒细胞外，其余数层卵泡细胞密集排列在卵泡腔周围，成为颗粒层，其构成卵泡壁。

E．卵泡膜：发育增厚并分化为内、外两层，内层富含浅染的梭形或多边形的膜细胞及毛细血管；外层为结缔组织。

4）成熟卵泡：体积巨大，可占据整个皮质区域，并使卵巢表面隆起。结构与晚期次级卵泡相似，但卵泡液更多，颗粒层变薄。此标本中无成熟卵泡。

（2）黄体（图19-6）：很大，体积与次级卵泡相当，肉眼可见，呈圆形；其黄体细胞可分为颗粒黄体细胞和膜黄体细胞。

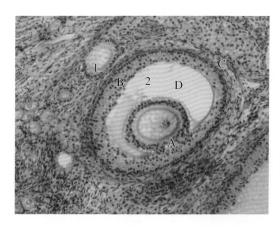

图 19-5　次级卵泡（10×10）

1. 初级卵泡；2. 次级卵泡；A 卵丘；B 颗粒层；
C 卵泡膜；D 卵泡腔

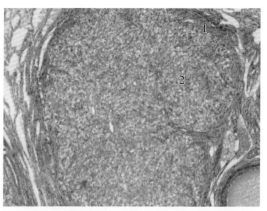

图 19-6　黄体（10×4）

1. 膜黄体细胞；2. 颗粒黄体细胞

A．颗粒黄体细胞：数量多，体积大，多位于黄体中央；细胞染色浅，胞质呈空泡状或细网状。

B．膜黄体细胞：数量少，体积小，多位于黄体周边；细胞核小；胞质呈嗜酸性。

（3）闭锁卵泡：不同发育阶段的卵泡退化即为闭锁卵泡。其初级卵母细胞自溶消失；

透明带塌陷、断裂；卵泡壁塌陷。

（4）间质腺（图 19-7）：晚期次级卵泡或成熟卵泡退化时，卵泡膜内层的膜细胞增生肥大，呈多边形；胞质丰富、着色浅，呈细网状；腺细胞被结缔组织和毛细血管分隔形成细胞索或细胞团。外包结缔组织，形态不规则，形成间质腺。中央常见尚未被吸收的皱缩或碎裂的透明带。

髓质：卵巢中央的髓质由富含血管的疏松结缔组织构成，无卵泡。

2. 增生期子宫内膜（切片号 31 子宫 HE 染色）

肉眼及放大镜观察（图 19-8，图 19-9）：子宫壁由内向外分为内膜、肌层、外膜三层，标本一侧或中央有一小凹陷，凹陷周围染色较蓝的部分为子宫内膜，也称为子宫黏膜，内膜下染成粉红色较厚的为肌层，外膜较薄，为纤维膜，而外膜在制作标本时易损坏，故不易见到。

低倍及高倍镜观察（图 19-10）：重点观察内膜。内膜由上皮和固有层构成，上皮为单层柱状。上皮向固有层的结缔组织内凹陷形成管状的子宫腺。增生期子宫腺的腺腔小，腔内无分泌物。

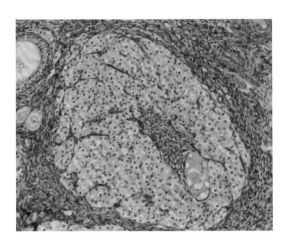

图 19-7 间质腺（10×10）

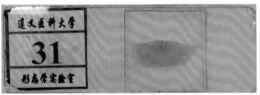

图 19-8 子宫（增生期）肉眼观

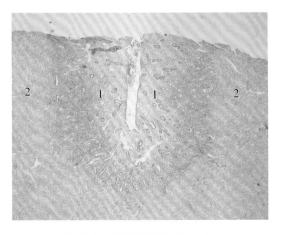

图 19-9 增生期子宫（10×4）
1. 子宫内膜；2. 子宫肌层

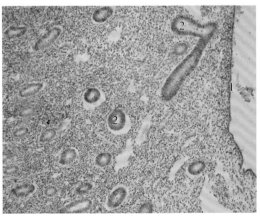

图 19-10 增生期子宫内膜（10×40）
1. 上皮；2. 子宫腺

3. 分泌期子宫内膜（切片号32　子宫　HE染色）

肉眼及放大镜观察（图19-11，图19-12）：标本长轴为整个子宫壁的厚度，染色偏蓝紫色的一侧为子宫内膜。

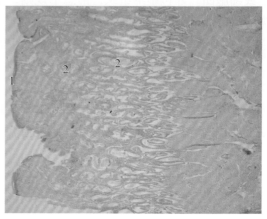

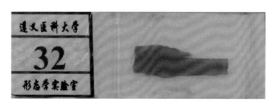

图 19-11　子宫（分泌期）肉眼观

图 19-12　分泌期子宫内膜（10×4）
1. 上皮；2. 子宫腺

低倍及高倍镜观察（图19-13）：可见子宫内膜增厚，内膜中的子宫腺数量增多，腺腔增大，腔内有被染成粉红色的分泌物。小动脉断面增多。

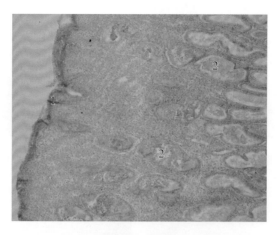

图 19-13　分泌期子宫内膜（10×10）
1. 上皮；2. 子宫腺

思考题

1. 什么是卵泡？青春期开始，它们经历哪些发育阶段？
2. 月经周期的定义是什么？分为哪些时期？各期的结构特点表现为什么？
3. 卵巢是如何调节子宫内膜的周期性变化的？

（任艳萍）

20 胚胎学绪论

一、教学目的要求

1. 掌握胚胎学的研究内容及胚胎发育的分期。
2. 了解胚胎学研究方法。

二、学习内容

1. 胚胎学的概念

胚胎学是研究从受精卵发育为新生个体的过程及其机制的科学。其研究内容包括生殖细胞形成、受精、胚胎发育、胚胎与母体的关系、先天畸形等。

2. 胚胎发育的分期

胚胎发育分为胚前期、胚期、胎期。

（1）胚前期：从受精到第 2 周末二胚层胚盘出现。

（2）胚期：从第 3 周至第 8 周末，胚的各器官、系统与外形发育初具雏形。

（3）胎期：从第 9 周至出生，胎儿逐渐长大，各器官、系统继续发育成形，部分器官出现一定的功能活动。

3. 预产期

预产期的计算可分为月经龄和受精龄，其中月经龄是指自末次月经日起至分娩日至，受精龄是指自受精日起至分娩日至。胚胎学教学中一般使用受精龄；而临床诊断中则常用月经龄。月经龄的预产期计算方式如下：

年 +1，月 -3，日 +7（末次月经第一天）或

年 +0，月 +9，日 +7（末次月经第一天）

4. 胚胎学的研究方法

（1）鸡胚实验：应用鸡胚为研究模型，进行显微镜观察与显微操作，观察胚胎发育情况。该技术实验材料获取难度低，对实验条件及其设备要求低，在胚胎学研究早期被广泛使用。

（2）胚胎切片和活体观察：制作胚胎的连续切片，将图像进行计算机扫描及三维建模，最终得到胚胎立体结构图像。用肉眼、体视显微镜、活细胞工作站、实时激光共聚焦显微镜等对活体胚胎的局部和整体发育进行实时观察记录，获得胚胎发育的动态全过程。

（3）显微手术技术：应用显微手术进行组织切除或自体、同种异体、异种组织移植，观察组织切除或组织移植后胚胎整体或局部的发育情况。

（4）示踪技术：利用腺病毒、慢病毒等载体，将可示踪的标记基因或标记蛋白导入胚胎细胞，以标记靶细胞，观察胚胎发育过程中靶细胞的迁移、定居和分化情况，研究特定细胞的动态分化过程。

（5）转基因动物实验：通过显微注射或核移植方法，得到基因改建后的实验动物受精卵，植入受体动物输卵管或子宫，最终获得表达或缺失目的基因的转基因动物。该实验方法被广泛应用在基因功能分析、遗传病研究、疾病模式动物建立等。

（6）胚胎干细胞技术：胚胎干细胞（embryonic stem cell）是指胚胎早期未分化的二倍体干细胞，具有无限增殖、自我更新和多向分化潜能。这些干细胞受不同因子的诱导可定向分化为神经细胞、心肌细胞或血细胞等，为终末分化细胞、组织受损的恢复提供了研究方向。

21 人体胚胎的早期发育

人体胚胎发育是一个连续、动态、复杂的发展变化过程。胚胎学实验是了解胚胎发育、演变的一个重要手段，以教师讲授和观察各期胚胎模型为主，观看胚胎发育相关录像、观察大体标本为辅，了解每个发育阶段胚胎的外部、内部主要结构特点及其演变过程，并把各个发育过程有机地结合起来，对胚胎发育建立起连续发生、发展变化的动态、立体概念。通常，胚胎模型上分别标有蓝色、红色、黄色三种颜色，蓝色表示外胚层及其衍生物，红色表示中胚层及其衍生物，黄色表示内胚层及其衍生物。

一、目的要求

1. 熟悉受精和植入的时间、部位、条件、过程。
2. 掌握卵裂、胚泡形成。
3. 掌握内细胞群的演变及胚层胚盘的形成与分化。
4. 掌握胚体的形成过程。
5. 了解胚胎各期外形特征。
6. 熟悉胎膜的形成和演变、胎盘的结构。
7. 了解双胎和联体畸形的形成。

二、实验内容

（一）观看录像——《人胚早期发育》

（二）观察石蜡胚胎模型

1. 第一周人胚发育——受精卵形成、卵裂、胚泡形成

成熟卵母细胞与精子结合后形成受精卵，受精卵在透明带内迅速进行特殊的有丝分裂（简称卵裂），卵裂球不断增多，进入 2- 细胞期、4- 细胞期、8- 细胞期等。当卵裂球数目增加至 12～16 个时，形成一个实心胚，即桑葚胚。桑葚胚进一步发育形成胚泡，由滋养层、内细胞群和胚泡腔三部分构成。胚泡移至子宫腔，随后透明带消失，胚泡嵌入子宫内膜，即植入开始。

石蜡胚胎模型 1 为胚泡剖面。其周围一圈蓝色结构为滋养层，由一层扁平细胞构成；

中间的大腔为胚泡腔；在胚泡腔的一侧蓝色结构为内细胞群，紧贴在滋养层的细胞团（图 21-1）。

2. 第二周人胚发育——二胚层胚盘形成

植入同时，胚泡的内细胞群细胞分化形成上胚层和下胚层。上胚层与极端滋养层间出现的腔隙，称为羊膜腔。下胚层的周缘细胞向腹侧生长延伸，形成由单层扁平上皮细胞围成的囊，称为卵黄囊。上胚层与下胚层紧密相贴共同形成的圆盘状结构，称为二胚层胚盘，它是人体发生的原基。

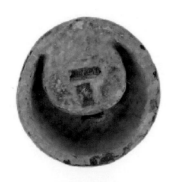

图 21-1　石蜡胚胎模型 1

石蜡胚胎模型 2 为第 2 周初剖面。周围一圈蓝色结构为滋养层，邻近滋养层的蓝色结构为上胚层，由内细胞群细胞分化而来，两旁的腔隙仍为胚泡腔。中间黄色结构为下胚层，也由内细胞群分化而来，其腹侧由黄色结构围绕形成卵黄囊（图 21-2）。

石蜡胚胎模型 3 为第 2 周末剖面。模型中间蓝色结构为上胚层，由一层柱状细胞构成，其背侧出现一个腔隙为羊膜腔。模型中间黄色结构为下胚层，由一层立方细胞构成，其腹侧由黄色结构围绕形成卵黄囊。上胚层和下胚层共同形成二胚层胚盘。红色结构为胚外中胚层，由星状细胞和细胞外基质填充胚泡腔形成，胚外中胚层出现腔隙为胚外体腔。模型最外圈蓝色结构为细胞滋养层。滋养层与其内面的胚外中胚层共同形成绒毛膜（红 + 蓝色）（图 21-3）。

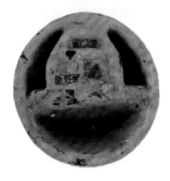

图 21-2　石蜡胚胎模型 2

3. 第三周人胚发育——三胚层胚盘形成

原条及原结的形成：第 3 周初，部分上胚层细胞增殖较快，在上胚层正中线一侧形成一条增厚区，称原条，其头端膨大为原结。继而在原条的中线和原结的中心出现浅凹，分别为原沟和原凹。

三胚层胚盘的形成：原沟深部的细胞增殖速度快，一部分细胞在上、下胚层之间向周边迁移形成一个细胞夹层，为中胚层。另一部分细胞进入并全部置换下胚层细胞形成新的细胞层，为内胚层。此时，原上胚层改名为外胚层。此时，二胚层胚盘已分化为由内、中、外三个胚层构成的胚盘，称三胚层胚盘。

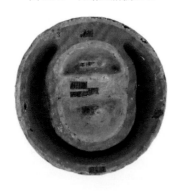

图 21-3　石蜡胚胎模型 3

脊索及口咽膜和泄殖腔膜的形成：原凹细胞向头端增生迁移，在内、外胚层之间形成一条单独的细胞索，为脊索。在胚的头尾端各有一个无中胚层的圆形区，分别称为口咽膜和泄殖腔膜。

石蜡胚胎模型 4：为未包括绒毛膜部分的第 3 周人胚剖面图。模型中间蓝色、红色、绿色分别代表外胚层、中胚层和内胚层。外胚层这侧的腔为羊膜腔，内胚层相连的腔为卵黄囊。外胚层中间增厚区为原条（图 21-4）。

神经管的形成：脊索形成后，诱导其背侧中线的外胚层细胞增殖较快，形成板块结构为神经板，神经板中央沿长轴向脊索方向凹陷形成神经沟，沟两侧隆起为神经褶。神经褶从颈部向头尾两端闭合形成神经管。在头尾两端各有一个开口为前神经孔和后神经孔。神经管形成时，神经板外侧缘的一些细胞迁移至神经管背侧形成神经嵴。

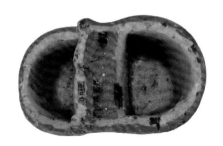

图 21-4　石蜡胚胎模型 4

轴旁中胚层、间介中胚层和侧中胚层的形成：脊索两旁的中胚层细胞增殖较快，从内向外依次为轴旁中胚层、间介中胚层和侧中胚层三部分。侧中胚层内部出现小腔隙，然后融合形成胚内体腔，并与胚外体腔相通。

原始消化管的形成：在口咽膜与泄殖腔之间由内胚层围成的管道为原始消化管，分为前、中、后肠，中肠与卵黄囊相通。

石蜡胚胎模型 5：胚盘中轴部的外胚层在脊索的诱导下增殖，形成神经板，胚盘尾端的结构为体蒂（图 21-5）。

石蜡胚胎模型 6：神经板中央沿长轴向脊索方向凹陷，形成神经沟，沟两侧边缘外胚层隆起，称神经褶，胚体背侧中段可见中胚层形成 3 对体节（图 21-6）。

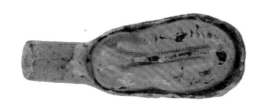

图 21-5　石蜡胚胎模型 5

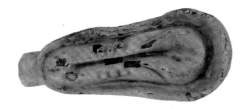

图 21-6　石蜡胚胎模型 6

石蜡胚胎模型 7 横断面：模型蓝色代表外胚层，可分为中间的神经外胚层和表面外胚层；中间红色和粉红色代表中胚层和间充质；绿色代表内胚层。在内、外胚层之间的中轴，见一红色圆点，为脊索。脊索两侧的中胚层自内向外依次分为轴旁中胚层、间介中胚层和侧中胚层三部分。此外，在胚体的表面外胚层，可见体节呈分节状，左右对称（图 21-7）。

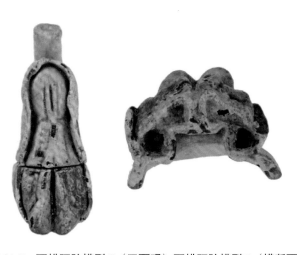

图 21-7　石蜡胚胎模型 7（正面观）石蜡胚胎模型 7（横断面）

石蜡胚胎模型 7、模型 8：正面观可见，两侧神经褶从中间开始合拢，并逐渐向头尾两端延伸，形成一条纵贯胚体长轴的管道，称为神经管。此时，在头、尾两端还各留一孔，分别称为前神经孔和后神经孔，它们将在第 4 周中期相继闭合（图 21-7，图 21-8）。

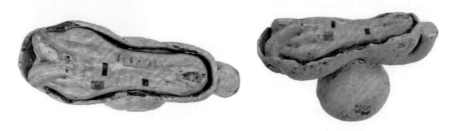

图 21-8　石蜡胚胎模型 8（正面观）石蜡胚胎模型 8（侧面观）

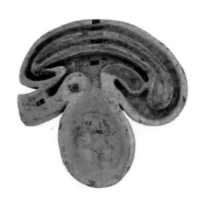

图 21-9　石蜡胚胎模型 9

石蜡胚胎模型 9：为模型 8 的纵剖面，由于胚盘各部分生长速度不一致，扁平的胚盘逐渐卷曲为圆柱形的胚体。胚体被黄色的羊膜囊包裹，胚体表面为表面外胚层，纵行的红色部分为中胚层，蓝色部分为神经管。卵黄囊顶壁的内胚层随着胚盘向腹侧包卷，也卷曲成管道，形成头尾方向的原始消化管。其尾端腹侧有一突入体蒂的盲管称为尿囊。模型中原始消化管腹侧被涂成红色的腔为发育中的心脏（图 21-9）。

石蜡胚胎模型 10：胚体呈圆柱形，头尾弯曲，位于羊膜腔内，浸浴在羊水中（羊膜已剪去）。前后神经孔已闭合（图 21-10）。

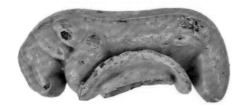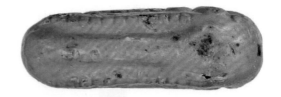

图 21-10　石蜡胚胎模型 10

4. 第四至第八周人胚发育——胚体形成

胚体形成过程中，胚盘各部分生长速度不均衡。

第 2 周时胚盘呈圆盘状（见二胚层胚盘模型）。

第 3 周时胚盘呈倒梨形（见三胚层胚盘模型），出现头、尾褶和左右侧褶。

第 4 周形成头大尾小的圆柱状胚体。

圆柱状胚体形成的结果：胚体凸入羊膜腔内，浸泡于羊水中；体蒂和卵黄囊于胚体腹侧中心合并，外包羊膜，形成原始脐带；口咽膜和泄殖腔膜分别转到胚体头和尾的腹侧；外胚层包于胚体外表；内胚层卷折到胚体内，形成头尾方向的原始消化管，其中段腹侧借缩窄的卵黄蒂与卵黄囊相通，原始消化管头端由口咽膜封闭，尾端由泄殖腔膜封闭。

至第 8 周末，初具人形，可见颜面、头颈、躯干和发育中的四肢。

5．胎膜、蜕膜

（1）胎膜：包括绒毛膜、羊膜、卵黄囊、尿囊和脐带。

1）绒毛膜（模型中可见为紧贴蜕膜的一层）：由滋养层和胚外中胚层的脏层组成。胚胎早期，整个绒毛膜表面的绒毛发育均匀。之后，与包蜕膜相贴的绒毛逐渐退化、消失，形成表面无绒毛的平滑绒毛膜。基蜕膜处的绒毛生长茂密，称丛密绒毛膜。它与基蜕膜组成胎盘。

2）羊膜（模型中可见衬于平滑绒毛膜内面）：为半透明薄膜，羊膜腔的扩大使羊膜贴于平滑绒毛膜内面。羊膜还覆于胎盘胎儿面及脐带表面。羊膜腔内充满羊水，胚胎浸泡在羊水中发育。

3）卵黄囊：位于原始消化管的腹侧，早期较大，被包入脐带后逐渐退化。

4）尿囊：为后肠向体蒂内长入的盲管。膀胱形成时为脐尿管，最后闭锁成脐中韧带。尿囊壁的胚外中胚层演变成脐动、静脉。

5）脐带：为连于胎儿脐部与胎盘之间的条索状结构，羊膜包裹其表面。

妊娠 3 个月子宫模型中可见脐带中包裹体蒂、脐动静脉、卵黄囊和尿囊遗迹。

通过石蜡胚胎模型 11 ～ 14 了解脐带形成的简单过程（图 21-11）。

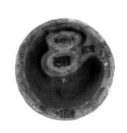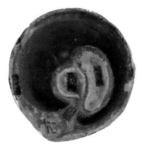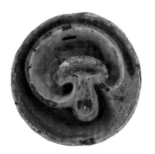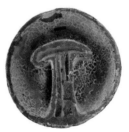

图 21-11　石蜡胚胎模型 11 ～ 14

随着胚胎的生长，羊膜腔迅速扩大，使卵黄囊向体蒂靠拢并融合，形成条索状的脐带。脐带的一端与胚体的脐部相连，另一端则连于胎盘的丛密绒毛膜。脐带外有羊膜包裹，内含有卵黄蒂、体蒂、尿囊（早期可见）、两条脐动脉和一条脐静脉。随着羊膜腔的不断扩大，最后，羊膜与绒毛膜相贴，胚外体腔消失。

（2）蜕膜：胚泡植入时，子宫内膜处于分泌期，内膜进一步增厚更名为蜕膜，根据蜕膜和胚的位置关系分为基蜕膜、壁蜕膜和包蜕膜三部分，基蜕膜参与胎盘的形成。胚泡植入后，绒毛膜的滋养层细胞分泌消化酶，侵蚀基蜕膜，形成许多间隙，称为绒毛间隙。基蜕膜的部分小血管（为子宫螺旋动脉的分支）被破坏，血液流入绒毛间隙，绒毛就浸泡在其中。每个绒毛内均有毛细血管网，它们与脐动脉、脐静脉相连（图 21-12）。

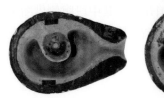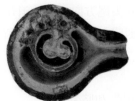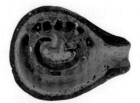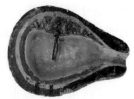

图 21-12　石蜡模型 15-18

绿色代表子宫肌层，粉红色代表蜕膜，红色代表绒毛膜及中胚层，蓝色代表羊膜腔及外胚层，黄色代表内胚层及卵黄囊、尿囊等

（三）观察胎儿、胎盘、双胎、联胎及多胎标本

1. 胎期胚胎的发育外形特征（9～38 周）（参观胚胎大体标本室）

此期以量变为主，胎儿逐渐长大，各器官系统继续发育，多数器官出现不同程度的功能活动。各胎龄的胎儿具有一定的长度和外形特征（身长指顶臀长）。

4 周末：胚体形成，胚胎位于羊膜腔内，呈圆柱形，头尾已能分辨，胚体弯曲呈"C"形，体型初步建立。

5 周：胚体屈向腹侧，鳃弓 5 对，肢芽出现，手板已很明显。

6 周：头比例大，弯向腹面，肢芽分两节，足板明显。

7 周：手足板相继出现手指、足趾雏形，体节消失，颜面形成。

8 周：外形已初具人形，头开始抬起，背部变直，手指足趾明显，各器官原基基本出现，但外阴可见，性别不分。

3 个月：身长 87mm，生长迅速，头大，占全长 1/3，眼睑闭合，颈明显，可见指甲，外阴可辨性别。

4 个月：身长 140mm，头竖直，耳竖起，有趾甲；颜面已具人形，肌肉发育，下肢发育好，故母亲能感觉到胎动。

5 个月：身长 190mm，头部占全长 1/4，头与躯干出现胎毛，皮肤分泌胎脂，生活时可听出胎心音，胎儿有吞咽活动。

6 个月：身长 230mm，皮下脂肪少，皮肤皱，胎体瘦，指甲出现，眉毛明显可见。

7 个月：身长 270mm，眼张开，头发出现，皮下脂肪增多。肺已有呼吸能力，早产可存活。

8～9 个月：身长 300mm，皮下脂肪多，皮肤浅红光滑，指甲已长到指尖，趾甲全出现，胎毛开始脱落，四肢屈曲。

10 个月：胸部增宽，体形丰满，睾丸已降入阴囊内，指甲超过指尖。

2. 胎盘的结构

足月胎儿的胎盘呈圆盘状，中间厚，周边薄，重约 500 g，直径为 15～20 cm。

胎盘由胎儿的丛密绒毛膜和母体的基蜕膜组成，光滑侧为胎盘的胎儿面，表面覆盖羊膜，中央或略偏连有脐带，内有两条脐动脉（腔小）和一条脐静脉（腔大），透过羊膜可见呈放射状走行的脐血管分支。较粗糙侧为胎盘的母体面，表面为剥离后的基蜕膜，可见

15～30个由浅沟分隔的胎盘小叶。切面上，可见羊膜下方为较厚的绒毛膜板，脐血管的分支行于其中。由绒毛膜板发出绒毛干，绒毛干之间为绒毛间隙。子宫螺旋动脉和子宫静脉穿过基蜕膜，开口于绒毛间隙，故绒毛间隙内充以母体血液。而绒毛内毛细血管内充满胎儿血液，两种血液可通过胎盘屏障进行物质交换。

3．双胎、联胎及多胎（参观胚胎大体标本室）

（1）双胎，又称孪生：

1）双卵孪生：由2个受精卵发育而来，有各自的胎膜与胎盘，性别相同或不同，相貌和生理特征的差异如同一般兄弟姐妹，仅是同龄而已。

2）单卵孪生：由1个受精卵发育而来，其性别、血型相同，相貌、指纹相似。

形成原因：受精卵发育出两个胚泡，分别植入，两个胎儿有各自的羊膜腔和胎膜；一个胚泡内出现两个内细胞群，各发育为一个胚胎，有各自羊膜腔，但共享一个胎膜。

（2）联胎：未完全分离而联在一起的两个或两个以上胎儿。观察常见的头联体、头胸联体、胸腹联体等标本。

（3）多胎：一次分娩两个新生儿以上，多胎可以呈单卵性、多卵性或混合性，常为混合性多胎。

思考题

1．试述可能发生宫外孕的部位及原因。发生宫外孕后一般会表现出什么症状？

2．想想生活中有哪些环境因素可能对人体发生有致畸作用？

3．胚盘的归宿是什么？

（何志全）

22 泌尿、生殖系统发生

泌尿系统和生殖系统在解剖位置上关系密切，其胚胎发育密切相关，主要器官起源于间介中胚层。

一、目的要求

1. 掌握男性和女性生殖腺的发生。
2. 掌握后肾的发生及其先天性畸形。
3. 熟悉膀胱和尿道的发生。
4. 了解外生殖器的形成。

二、实验内容

（一）观看录像——《泌尿生殖系统发生》

（二）观察模型

1. 前、中、后肾发生

（1）前肾发生：在体节外侧生肾节（间介中胚层）处，可见 7 ~ 10 对横行小管，叫前肾小管。

（2）中肾发生：前肾尾侧生肾索内分化出数十对中肾小管，每条中肾小管外侧端开口于中肾管（由前肾管向尾端延伸而成），中肾管尾侧末端开口于泄殖腔的侧壁，从腹侧观察腹膜腔时，可见中肾嵴隆起。

（3）后肾发生：

1）从腹侧观察，在腹膜腔的背壁可见一个巨大隆起，即中肾嵴，中肾嵴内侧的纵行隆起叫生殖腺嵴。由背面观察左半中胚层，可见多条横向的中肾小管，每条中肾小管的内侧是肾小囊，外侧端开口于中肾管。中肾管末端开口于泄殖腔的侧壁。中肾管在进入泄殖腔之前，向其背面头侧长出输尿管芽，生后肾组织包在输尿管芽的外面。

2）由背侧至腹侧依次可见神经管、脊索、背主动脉。背主动脉发出的分支，伸入"S"形中肾小管内侧端的肾小囊内。中肾小管的外侧端与中肾管相通。后肠借背系膜悬于肠内体腔中。包在后肠外面的是脏壁中胚层。衬在体表外胚层下面的是体壁中胚层，两者之间的腔为体腔。生殖腺嵴及中肾嵴均突入体腔内。

后肠末端膨大部分为泄殖腔，其腹面与尿囊相连。中肾管下行开口于泄殖腔，中肾管内侧为中肾旁管。中肾管在接近泄殖腔处发出输尿管芽，为输尿管、肾盂、肾盏和集合管的原基，包裹输尿管芽的红色帽状结构为生后肾组织。

2. 膀胱和尿道的发生

膀胱和尿道来源于尿生殖窦。

后肠与尿囊交界处的间充质增生，形成尿直肠隔，将泄殖腔分为背、腹两部分，其中背侧为原始直肠，腹侧为尿生殖窦。泄殖腔膜尚未被分隔。中肾管末段已并入尿生殖窦，中肾管和输尿管分别开口于尿生殖窦。

泄殖腔已完全分隔，泄殖腔膜被分为背、腹两份。背份为肛膜，已破裂，直肠与外界相通；腹份为尿生殖窦膜。输尿管伸长，后肾上升到腰部。尿生殖窦的上段膨大，形成膀胱。（请思考此外还有哪些结构参与形成膀胱？）

在男性，尿生殖窦的中段形成尿道前列腺部和膜部，下段形成尿道海绵体部。在女性，尿生殖窦的中段形成尿道，下段形成阴道前庭。

3. 生殖系统发生

1）性未分化期：第 6 周，间介中胚层，已向体腔隆起形成尿生殖嵴。尿生殖嵴可分化出外侧的中肾嵴和内侧的生殖腺嵴。中肾管纵行，其尾端通入泄殖腔。中肾旁管位于中肾管内侧，是由体腔上皮内陷而形成的小管。

第 8 周，中肾管开口于尿生殖窦。中肾旁管中段位于中肾管内侧，下段左右合并，末端插入尿生殖窦后壁。外生殖器可分辨生殖结节、尿生殖沟和尿生殖褶。

2）男性生殖系统的分化：生殖嵴中段已形成睾丸。中肾管保留（请思考中肾管演化成什么结构？），中肾旁管已退化。生殖结节进一步生长演变为阴茎，左、右尿生殖褶在腹侧中线融合，形成尿道海绵体，左、右阴唇阴囊隆起向尾端牵拉，于中线愈合形成阴囊（图 22-1）。

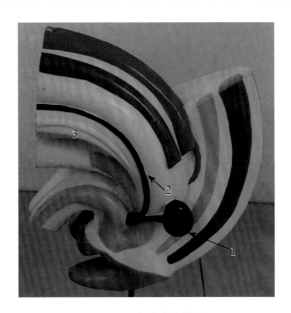

图 22-1 睾丸发育模型

1. 生后肾组织；2. 中肾管；3. 精索（吴德江摄影）

3）女性生殖系统的分化：卵巢已形成，中肾旁管发育为输卵管、子宫及阴道穹窿，中肾管已退化。生殖结节演变成阴蒂，尿生殖褶演变为小阴唇，阴唇阴囊隆起演变为大阴唇（图 22-2）。

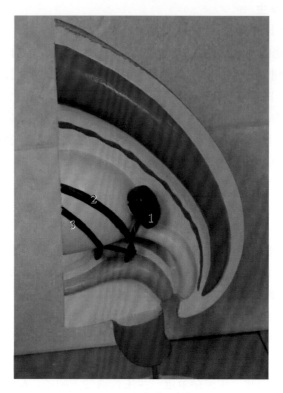

图 22-2　卵巢发生模型
1．生后肾组织；2．中肾管；3．中肾旁管（吴德江摄影）

思考题

1．简述前、中、后肾的发生与演变过程。
2．尿生殖窦的来源与演变如何？
3．生殖腺和生殖管道的发生与演变如何？

（柳琼友）

23 心血管系统的发生

循环系统由中胚层发生，于第3周开始形成原始心血管系统，约在第3周末胚胎的血液循环建立，是胚胎形成最早，且最早执行功能的系统，使胚胎能有效地获得养料和排出废物，以适应胚胎迅速发育。

一、目的要求

1. 了解原始心血管系统的建立。
2. 了解原始心脏的发生。
3. 熟悉心脏外形的演变。
4. 掌握心脏内部的分隔。
5. 熟悉胎儿血液循环的途径、特点。
6. 掌握胎儿血液循环出生后的改变。

二、实验内容

（一）观看录像——《心脏发生》

（二）观察石蜡模型

1. 胚胎早期血液循环的建立

（1）血岛形成：第3周人胚模型中可见卵黄囊内胚层的外面，有许多由中胚层细胞聚集形成的小团块即血岛。血岛中央的细胞分化为造血干细胞，周边细胞分化为内皮细胞，内皮细胞围成内皮管。

（2）内皮管网的形成：卵黄囊靠近胚的头、尾侧处，相邻的血岛形成的内皮管相互融合连接，形成内皮管网。与此同时体蒂、绒毛膜中胚层也以同样方式发生内皮管网。以后，胚体内间充质形成裂隙，周围间充质细胞变扁围成内皮管，继而形成体内的内皮管网。

（3）血液循环的建立：内皮管网延长、分支，相互连接，形成胚内、外的毛细血管网。二者在体蒂处彼此沟通，卵黄囊血岛内的造血干细胞从胚外迁移至胚内，人胚的早期血液循环建立。

2．心脏外形的演变

石蜡模型 1 ～ 5 反映了心脏外形演变的基本过程。

（1）原始心脏的发生：心脏发生于胚盘头端、口咽膜前方的中胚层，即生心区。生心区的中胚层出现一个围心腔，围心腔腹侧的中胚层形成左右并列的一对细胞索，称生心索。生心索的中央变空，逐渐形成一对心管。因头褶出现，围心腔和心管转到咽的腹侧，心管转至围心腔的背侧。不久，由于侧褶的发生，一对心管逐渐融合为一条，头、尾端分别与动、静脉相连。

（2）心脏外形的演变：第 4 周，心管发生两个缩窄环而分成 3 个部分，从头至尾依次为心球、心室、心房。心房尾端出现一个膨大，称静脉窦，窦的尾端分左、右角。

模型 1（图 25-1）：此模型为两条原始心管会合后的心管，自头端至尾端可依次分为心球（红色）、心室（黄色）、心房（蓝色）。心房尾端为静脉窦（白色）、静脉窦的尾端分左右两个角。此时的静脉窦位于围心腔的尾侧的原始横膈内。

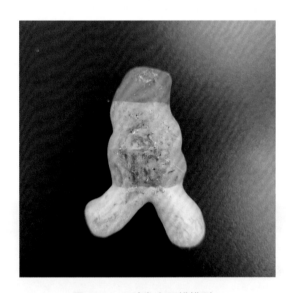

图 25-1　心脏发生石蜡模型 1

模型 2（图 25-2）：由于心管的生长速度比围心腔快，而心管头尾两端连接的血管位置比较固定，以及心背系膜消失，因而心管发生弯曲，弯曲首先发生在心球与心室之间，形成一个"U"形襻，称为球室襻，此襻弯向围心腔的腹侧右下方。

模型 3（图 25-3）：当球室襻突向腹侧右下方时，心房逐渐移向心室的背侧头端，使心管呈"S"形。此时，静脉窦随心房位置上移而脱离原始横膈，进入围心腔，其尾端仍分为左右两个角。

模型 4：心房生长速度快，由于其背侧有食管，腹侧有心球阻挡，因而只能向左右两侧扩展。心室生长快，逐渐将心球的尾段吸收并演变为右心室，原来的心室成为左心室。心房与心室之间的缩窄环变深，形成房室管。静脉窦位于心房的背侧尾端，其左右两角分别收集同侧的卵黄静脉、脐静脉和总主静脉的血流。后来由于回心血流多经静脉窦右角，因

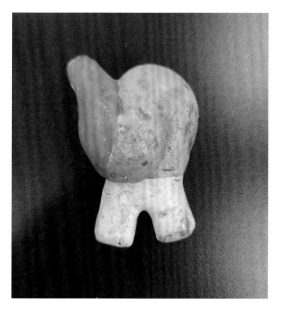

图 25-2　心脏发生石蜡模型 2

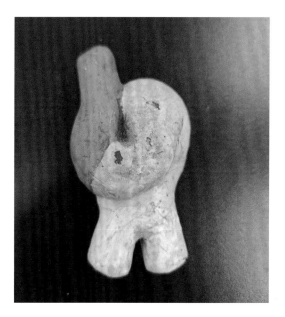

图 25-3　心脏发生石蜡模型 3

此右角增大，而左角逐渐萎缩退化（图 25-4 A）。至第 4 周末，心脏已具有成体心腔的雏形，但内部分隔尚未完成（图 25-4 B）。

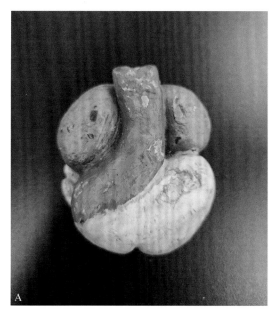

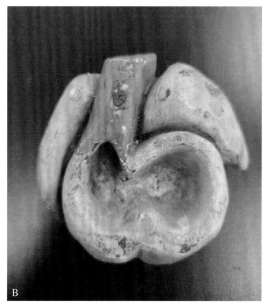

图 25-4　心脏发生石蜡模型 4

　　模型 5（图 25-5）：静脉窦的左角退化，其远端形成左房斜静脉的根部，近端形成冠状窦。静脉窦的右角大部分并入右心房，从而使原来通入静脉窦右角的上、下腔静脉直接开口于扩大了的右心房，原来的右心房变为右心耳。

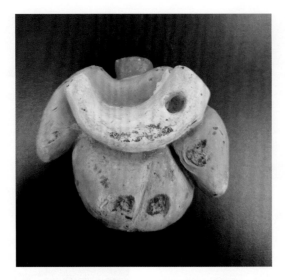

图 25-5 心脏发生石蜡模型 5（背面观）

第 4 周末，动脉干和心球的内膜局部增厚，形成两个动脉球嵴，而且心房与心室内部已开始分隔。

3. 心脏内部分隔

石蜡模型 6～9 为心脏的冠状切面，观察其内部分隔的过程。

（1）房室管的分隔：第 4 周，房室管背、腹侧壁的中线上，心内膜增厚，分别称为背、腹心内膜垫。至第 6 周，背、腹心内膜垫的中央部分融合，将房室管分为左、右房室孔。房室孔的心内膜向腔内隆起，发育为二、三尖瓣。

模型 6（图 25-6）：为第 4 周末心脏。可见心房、心室开始分隔。在心房的头端背侧发生第一房间隔（红色）在心室壁心尖处发生一个肌性室间隔（绿色），房室间只有一个房室管。

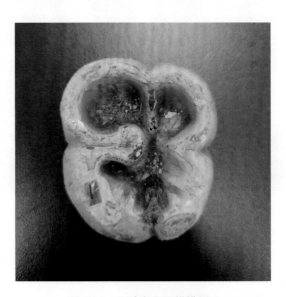

图 25-6 心脏发生石蜡模型 6

（2）心房的分隔：以后，心内膜垫的组织沿第一隔的下缘生长，将第一房间孔封闭。封闭前，第一房间隔的头端又发生一孔，称为第二房间孔，左、右心房相通。第5周末，第一房间隔的右侧，由心房顶部腹侧壁又长出一新月形且较厚的隔膜，称为第二房间隔，其下方自有一孔即为卵圆孔，并与第一房间孔交错重叠。由于第一房间隔很薄，覆盖于卵圆孔，称卵圆孔瓣。胚胎期，血液可以从右房流入左房。

模型7（图25-7）：可见房室管背侧壁和腹侧壁局部增厚形成的背、腹两个心内膜垫已融合（白色），房室管被分隔为左右两个房室管。第4周末，在原始心房顶部背侧壁的中线处发生一镰状隔膜，第一房间隔（红色）。此隔向心内膜垫生长，分原始心房为左、右心房。第一隔下缘与心内膜垫之间留有一孔，称为第一房间孔。同时，心室内的肌性室间隔（绿色）也向心内膜垫方向生长，两者间也留有一孔，称为室间孔。

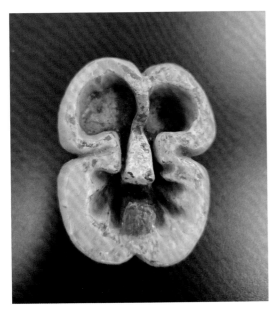

图 25-7　心脏发生石蜡模型 7

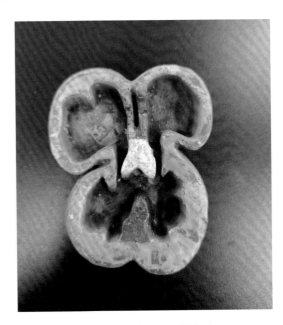

图 25-8　心脏发生石蜡模型 8

模型8（图25-8）：为第6周时心脏。第一房间孔已封闭。在封闭之前，第一房间孔头端又形成一孔，称为第二房间孔，并在第一房间隔的右侧出现了第二房间隔（蓝色），其上的孔称为卵圆孔，它位于第二房间孔的尾侧。

模型9（图25-9）：示心房内卵圆孔与第二房间孔互被对方的隔膜所遮盖，胚胎时期由于左心房血压低于右心房，因此血液可以从右心房经卵圆孔和第二房间孔进入左心房，这种情况一直维持到胎儿出生，心室内的室间孔已被一个膜性室间隔（咖啡色）封闭，从而使心室完全分隔成左、右心室。

（3）心室的分隔：第4周末，心室底壁心尖处组织向上凸起形成一个半月形的肌性隔膜，称为室间隔肌部（模型7）。此隔向心内膜垫生长，分原始心室为左、右心室。室间隔肌部与心内膜垫之间留有一孔，称为室间孔，左、右心室借此相通。第7周末，左右动脉球嵴与心内膜垫的结缔组织向下延伸，形成室间隔膜部，将室间孔封闭，左、右心室则被完全分隔（模型8、模型9）。（请思考膜性室间隔是如何形成的？）

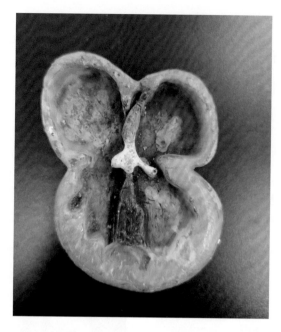

图 25-9　心脏发生石蜡模型 9

（三）胎儿血液循环途径和出生后的变化

1. 胎儿血液循环途径

追踪胎儿的血液循环途径，胎盘的动脉血通过一条脐静脉进入胎体内，在肝下面经静脉导管至下腔静脉，行经肝时分支至肝。由下肢、躯干、消化管来的静脉血也汇入下腔静脉。下腔静脉的血液入右心房后，大部分经卵圆孔至左心房，再经左心室入主动脉，血液的大部经无名动脉、左颈总动脉、左锁骨下动脉至头、颈、上肢，少量血液入降主动脉。

头、颈、上肢的静脉血经上腔静脉汇入右心房至右心室入肺动脉，血液的大部分入动脉导管至降主动脉，少量血液入肺。

降主动脉的血液除少量供应躯干、腹部和盆腔器官及下肢外，大部分血液经左、右髂内动脉的分支，即左、右脐动脉经脐至胎盘。

2. 胎儿血液循环的主要特点

（1）连于胎儿脐部与胎盘之间的两条脐动脉和一条脐静脉。

（2）连接脐静脉和下腔静脉的一条静脉导管。

（3）左、右心房之间有卵圆孔。

（4）肺动脉干与主动脉之间的一条动脉导管。

3. 出生后胎儿血液循环的变化

（1）脐静脉→肝圆韧带。

（2）静脉导管→静脉韧带。

（3）卵圆孔→卵圆窝，约生后 1 年封闭。

（4）动脉导管→动脉韧带。

（5）脐动脉→侧脐韧带。

思考题

1．膜性室间隔是如何形成的?
2．房间隔缺损的常见部位及其主要原因有哪些?
3．胎儿血液循环与成人血液循环有哪些不同?
4．什么是法洛四联症?

（易晓东）

《组织学与胚胎学》(Histology and Embryology)

总学时：80 学时（理论课 44 学时，实习课 36 学时）
学分：4.4
同期相关课程：系统解剖学

参考文献

1. 成令忠. 组织学. 2版. 北京：人民卫生出版社，2000.
2. 成令忠. 组织学彩色图鉴. 北京：人民卫生出版社，2000.
3. 邵淑娟. 组织学与胚胎学. 6版. 北京：人民卫生出版社，2015.
4. 唐军民. 组织学与胚胎学. 4版. 北京：北京大学医学出版社，2018.
5. 唐军民. 组织学与胚胎学彩色图谱（实习用书）. 2版. 北京：北京大学医学出版社，2012.
6. 李继承，曾园山. 组织学与胚胎学. 9版. 北京：人民卫生出版社，2018.
7. Larsen W J. 人类胚胎学. 3版. 北京：人民出版社，2002.
8. Ross M H，Pawlina W.Histology. 5th ed.Philadelphia：Lippincott Williams & Wilkins，2006.